JN061269

本書の正しい使い方

まず初めに、付属のDVDを視聴してください。
本書の内容のほとんどがアニメーション化されています。
映像の説得力は、本を読むことでの理解をはるかにしのぎます。
ただ観ているだけで、本書の内容が頭に入るのです。
動画はただ動くのではなく、「美しく動く」をコンセプトに
最後まで飽きずに楽しく観れるようにと作られています。

そして本の方はというと、、、
動画の内容を補足して理解したり、絵の楽しさや不思議な物語を
お楽しみください。

目次

■■■

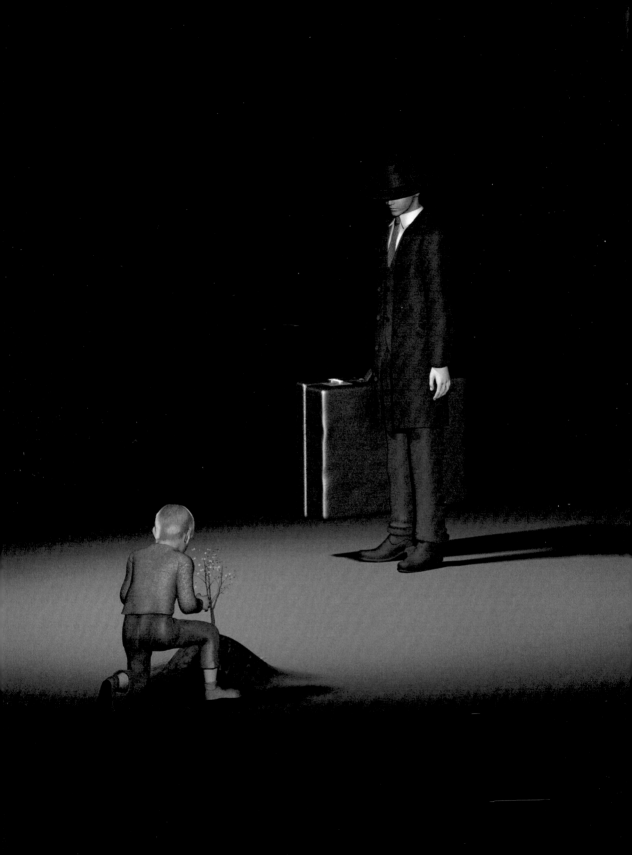

テレビやラジオなどで、著名人が心不全で亡くなったというニュースを耳にすることがあります。

心不全とはいったいどんな病気なのでしょう？

肺炎や癌などは比較的病気をイメージしやすいかと思いますが、心不全はどんな病気でどんな
症状が出るのかは具体的にイメージしにくいです。

毎年心不全で亡くなる方は非常に多く、死亡原因でも上位にあります。

心不全はとても身近な病気なのですが、その割には一般にあまり理解されていません。

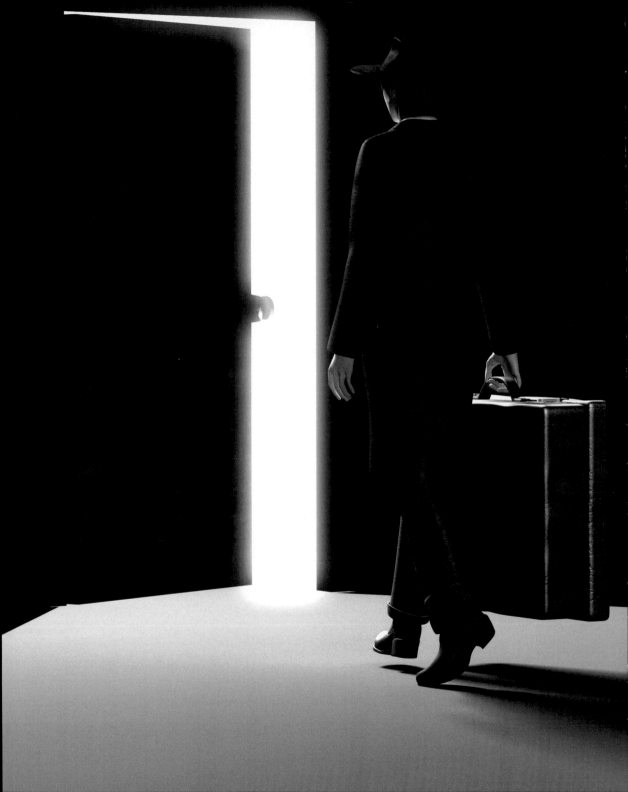

心不全の理解が低いのは、やはり心不全の病態理解の難しさに起因すると思われます。

実際、心不全を深く理解するのは容易なことではありません。

学術的な専門知識を基本として、CCU (心臓の集中治療室)で相当数の重症心不全の実戦経験を積み、複雑に展開していく心不全への直感力、判断力を体得する必要があるからです。

その難しい心不全をなんとかわかりやすく理解してもらおうというのが本書の目的です。表層的な暗記的理解ではなく、根本的、原理的な病態生理の理解に重点を置いています。

医療関係者だけでなく、一般の人も理解できるようにやさしく解説されており、この書が心不全について知りたいという人に少しでも役に立つことができればと願っています。

では今からその扉を開けて、心不全の理解へと続く道に旅立ちましょう。

心不全とはどんな病気？

「心不全」という言葉は医療関係者でなくても、新聞やテレビなどのメディアからよく見聞きします。
では、心不全はどんな病気でどんなイメージがあるでしょうか？

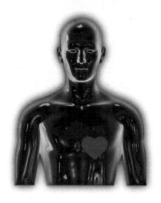

・著名人が「心不全で死亡」とよく聞くので不治の病？

・心臓が不全ということは心臓が機能していない状態？

・詳しくは知らないが「心不全」という病気があるのだろう。

・「心筋梗塞」もよく聞くが「心不全」とはどう違うのかしら？

・突然死ぬことが多い怖ろしい病気のイメージ。

一般的には以上のように「癌」と同じくらい「心不全」は怖い病気のイメージがあると思います。
そしてこれもよく耳する「心筋梗塞」と相まって、実態があやふやで具体的にはよくわからない病気
のイメージではないかと思います。

心不全の理解への最初の第一歩として、ここでまず知っておかなければならないことは「心不全」は
正確には病名ではないということです。では何なのかと言うと、病態を表す総称なのです。

風邪を例に説明しましょう。
風邪をひいた時にいろんな症状が出ます。
頭痛、発熱、咳、のどの痛み、、、等々。
これら風邪の諸症状は病態を表すものであって
病名ではありません。発熱という病名はなく、
熱が出ているという病態です。病名は正確には、
ウィルス感染などによる風邪症候群です。

風邪をひいた時

発熱　頭痛

のどの痛み

鼻水　嘔吐・嘔気

咳

腹痛・下痢

これを心不全に当てはめると、「心不全」は
発熱などの病態に相当し、病名はといえば
その原因となっている疾患です。いろいろあり
ますが、例えば心筋梗塞もそのひとつです。
よって正確には「心筋梗塞による心不全」が
正しい表現となります。

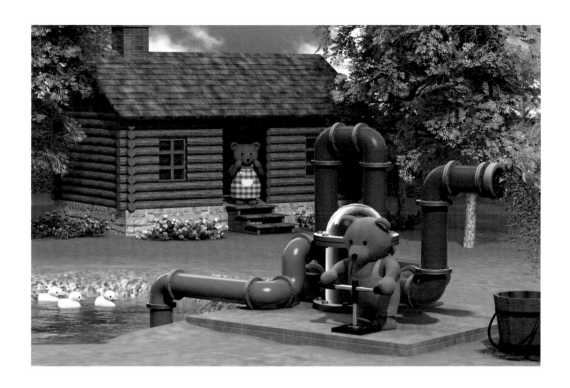

心不全がどういうものかについては学会のガイドラインでその定義が明記されていますが、少し難しい用語を使った表現なので、簡単にわかりやすく言うと、

「心臓のポンプ機能の失調が原因で、血液が円滑に循環しない状態となり、全身に必要な血液量を送れないことにより諸症状が出現している病態」となります。

諸症状とは動悸、息切れ、呼吸困難感、下肢のむくみ、易疲労感などで、これらは心不全の時によく出現します。(詳しくは心不全の症状の項で説明します)

そうです、心臓とは血液をくみ入れては、くみ出すポンプなのです。
このポンプの調子が悪くなった状態が心不全とまずは理解してください。

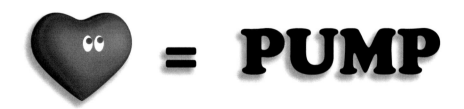

心臓の基本構造

■ ■ ■

心不全を理解するにあたって、まず心臓の基本構造を知っておく必要があります。

心臓はまず上下のふたつの部屋に分かれます。上の部屋が心房、下の部屋が心室です。
さらに上下の部屋がそれぞれ左右に分かれて、4つの部屋(右心房、右心室、左心房、左心室)から心臓は成り立っています。

左心室は大動脈と連結しており、血液を全身へ送り出し、右心室は肺動脈と連結して肺へ血液を送り出します。

左右2本づつ、計4本の肺静脈は左心房へとつながっています。(右ページの心臓模型では2本の左肺静脈しか見えていませんが、右心房、大動脈の後ろ側に隠れているもう2本の右肺静脈があります)

上下の大静脈は右心房へとつながっています。

心房と心室は交互に収縮してポンプ作用を生み出し、体の隅々まで血液を巡らせます。

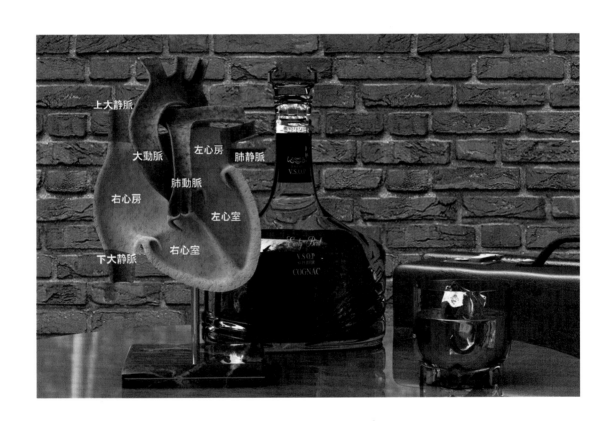

体の中を巡る血液の流れ

■ ■ ■

心臓から送り出された血液が体の中をどう流れて行くのかを説明します。

左心室から送り出された血液は、大動脈～末梢動脈を通って、全身へ運ばれます。
全身へ行きわたった血液は各組織へ酸素や栄養分を渡した後、末梢静脈に入り、大静脈（上・下大静脈）へと
合流し、右心房へ還ってきます。右心房が収縮して右心室へ血液は流れ込みみます＊。
右心室が収縮して肺動脈を通って肺へ血液を送り出します。肺で酸素を受け取った血液は肺静脈を通って
左心房へ流れ込み、左心房が収縮して左心室へ流れ込んで血液の流れは一巡します。

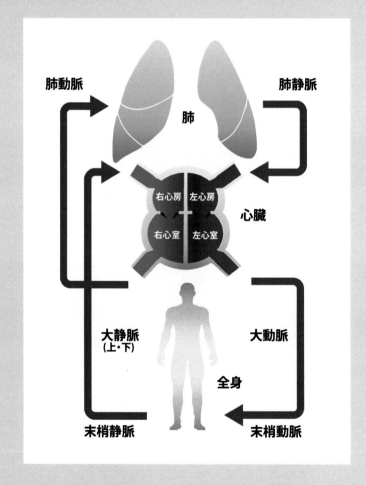

＊　心房から心室への血液の流入は、詳しくは2つの過程からなります。前半の心房心室間の圧較差による流入と後半の心房収縮による流入です。
　　心室拡張早期の能動弛緩により心房心室間に圧較差が発生し、心房の血液が心室へ吸い込まれます。拡張後期には心房が収縮する
　　ことで血液を心室へと押し込みます。この前半と後半の血液の流入の割合は年齢や心機能、心不全の病態によって変化します。また、
　　心房への血液の流入も心房拡張期だけでなく心房収縮期でも流れ込みます。この2つの割合も同じく変化します。さらには右心房への
　　流入と左心房への流入はパターンは違います。こういう詳細は循環器専門医や心臓超音波検査術者には重要な時もありますが、、それ
　　以外の方々には全く必要なく、大筋の流れだけを知っていれば十分に事足ります。

肺静脈→左心房→左心室→大動脈→末梢動脈までは酸素を多く含む血液なので、これを動脈血といいます。
肺静脈は名前は静脈と付いていますが、内には動脈血が流れています。

酸素の多い血液は彩度の高い鮮紅色をしています。心不全の病態が悪いと血液中の酸素濃度が低下するのですが＊、そうなると赤の彩度が落ちて暗い赤色になっていきます。
なので、採血した動脈血の見た目の色で血液中の含有酸素濃度が高いか低いかのおおまかな判断ができ、それが心不全の状態の良し悪しの判断へと瞬時につながっていきます。　一分一秒を争う心不全の治療において原始的ですが機械が出した数値データのみを頼りとせず、五感で病態を捉えることも医療従事者には必要とされるのです。

末梢静脈→（上・下）大静脈→右心房→右心室→肺動脈までは酸素含有量が少ない血液が流れています。
これを静脈血といいます。
肺動脈がまたややこしいですが、名前は動脈でも中には静脈血が流れています。

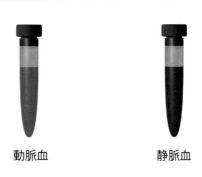

動脈血　　　　　　　　静脈血

普段の日常生活で、ちょっとしたけがをした時に出る血は静脈の血です。動脈が切れると勢いよく血が吹き出ます。時代劇のチャンバラで、斬られた侍がブーッと血潮を吹き上げるアレです。
血圧が120 / 70 mmHg とすると、120mmHgの圧が動脈にはかかっているので、末梢の小動脈でも切れると血が吹き出るわけです。静脈の圧は正常は5mmHg以下程度の低圧なので末梢の小静脈が切れても軽く圧迫するだけで止血する場合がほとんどです。

一方、動脈が切れたら軽い圧迫だけでは止血できません。出血部位の幾分中枢側を強く上手に圧迫しないと止まりません。動脈が損傷すると出血多量で生命の危機に陥ることもあるので、だいたい動脈は体の内側深くにあり、少々のけがでは損傷しないような所に配置されています。
これも生命の進化で獲得した防護メカニズムの一つです。

体の臓器の中で心臓だけが鼓動して動いていますが、いったいどんな仕組みで動いているのか知っていますか？

＊　心不全の病態が悪いと血液中の酸素濃度が低下するメカニズムはP.60-65の「肺と心不全の関係」で詳しく説明します。

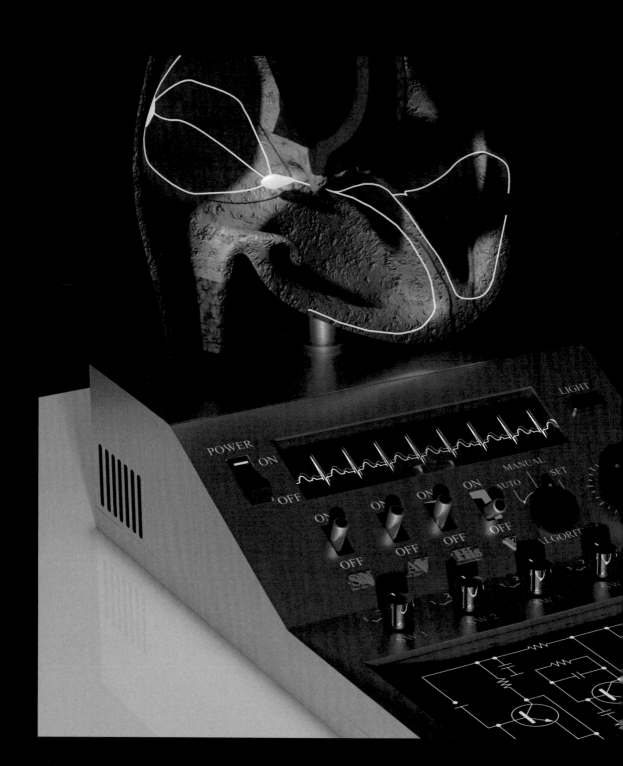

心臓を動かすもの、それは電気

心臓は心房と心室が交互に収縮と拡張を繰り返す複雑な動きをしていますが、その動く仕組み自体はとてもシンプルなものです。

心臓を動かすもの、それは電気です。電気の刺激を受けると心臓は簡単に収縮します。
例えば心室内に指を入れることができたとしたら、その指で心室内の心筋の壁をちょっとつつくだけで心臓は反射的に収縮するのです。

昔、小学校の理科の実験でカエルの解剖をした方もおられると思いますが、その際に解剖したカエルの脚の筋肉をつついたら、カエルの脚が反射的に動いたのを覚えているでしょうか。あれはつついた所の筋肉細胞に電気が発生して、カエルの脚に電気が伝わり脚が動いたのです。

同じように心臓もいたって簡単な反射反応につかさどられて動いています。

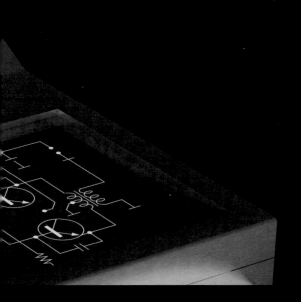

心臓を動かす電気の仕組み

■ ■ ■

では、心臓が電気でどう動くのかを説明します。

まず初めに、心臓の中には電気を作り出す発電所の役割をする部位があります。電気うなぎのように電気を発生させる生物がいますが、人間にもそんな部分があるのです。それは右心房の上の方にある組織で、名前を洞結節といいます。この洞結節が1分間に60〜80回、規則正しく発電することで心拍が発生します。

洞結節で発生した電気は心房筋や結節間伝導路を通って心房内へ伝わります。心房各所へ散らばった電気は心房心室間が線維組織により電気的絶縁となっているため、そのまま心室には伝わらずに房室結節へと集まります。そこから一束のヒス束(ヒスそく)となり、心室へは右脚と左脚に分岐して下降して行き、末端ではプルキンエ繊維となって心室筋へ電気を伝えます。

刺激伝導路
（電気の通り道）

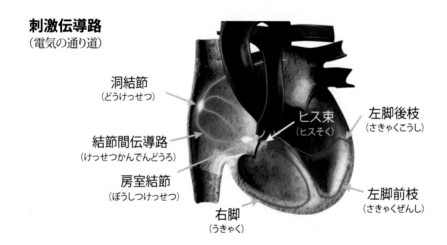

洞結節である発電した電気が心房へ伝わると心房が収縮し血液を心室へ押し込み、心室へ電気が伝わると心室が収縮し、左心室は大動脈から全身へ、右心室は肺動脈から肺へと血液を送り出します。このように上から下へ電気が流れることで心房と心室が順次交互に収縮して、効率の良いポンプ作用が生み出されます。もし発電所である洞結節が発電しなくなったら、心臓はどうなってしまうでしょうか？

勿論心臓は止まります。臨終の際には洞結節の発電回数が落ちて心拍数が徐々に低下し、最後には発電しなくなって心臓は止まります。しかし臨終でもない時に発電が止まったら直ちに死につながるので、心臓にはそんな時のための代替補助システムがあります。洞結節が発電しなかったら、少し性能は落ちますが房室結節が発電し、心拍を維持しようとします。房室結節がダメになってもさらに性能は落ちますが、心室が固有に発電し、心拍を維持しようとする防災体制なのです。ただこの補助システムはいつでも必ず作動するとは限りません。

また、心房から過剰な数の電気が心室へ降りて来ても心臓は困るのです。頻脈になり過ぎて循環動態が破綻してしまうからです。そこで房室結節が関所の役目をして、心室への過度な電気の伝わりを制御しています。例えば房室結節へ1分間に300個電気が降りて来ても、心室へはその半分の150個しか伝えない(2:1伝導)などをして、心室へ過剰に電気が来ることによる頻拍を防いだりします。

心臓が動くためにさらに必要なもの

■ ■ ■

心臓に電気が発生し流れるのは心臓の細胞が生きているからであり、心臓の細胞が死なないように栄養をもらわなければなりません。心臓はポンプとして全身に血液を供給していますが、心臓自身も供給してもらわなければならないのです。心臓から大動脈が出ていますが、その根元付近から冠状動脈という血管が心臓を包み込むように走っており、心臓自身に血液を供給しています。

心臓を栄養する血管　冠状動脈

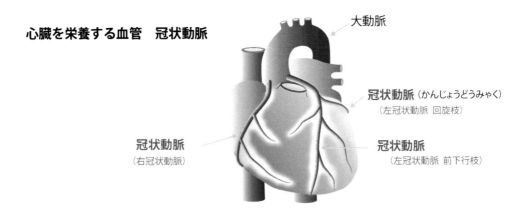

心臓の電気システムは冠状動脈から血液を供給されることによって働くことができますが、動き全体のコントロールはさらに上位の存在が行います。その上位とは中枢神経（脳幹）とその遠位システムである自律神経です。興奮させる神経（交感神経）と、安静にさせる神経（副交感神経）の２つの自律神経が拮抗して働き、常に一定の状態を保とうとします（恒常性の維持）。

中枢神経と自律神経

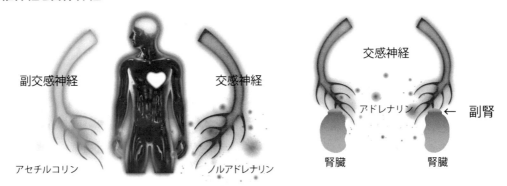

交感神経からはノルアドレナリンが、副交感神経からはアセチルコリンという物質が分泌されます。さらに交感神経は副腎髄質に作用しアドレナリンを分泌させ、これらの物質が心臓に影響を及ぼします。心不全になるとこの２つの神経のバランスが崩れ、交感神経が相対的に優位となり（交感神経活性の亢進）、興奮傾向に心臓は働きます。心拍数は増え、心臓の収縮力を増加させようとする傾向になります。

一番最初にお話しましたが、心不全は病気の状態（病態）のことをいい、心不全という状態にさせた犯人がいるのです。その犯人とは心不全の原因となった疾患のことで、多種いろいろあります。

しかし、原因となるこれらの疾患に罹患（りかん）して直ちに心不全になる場合もあれば、何十年の時間が経過して心不全になったり、天寿まで心不全には至らなかったりと経過は個人個人違います。

また心不全は一律同じ病態ではなく、左心不全や右心不全など各種病態が存在します。それらの病態は幾種類かに分類され、それらが組み合わさったさまざまな病態が展開していきます。

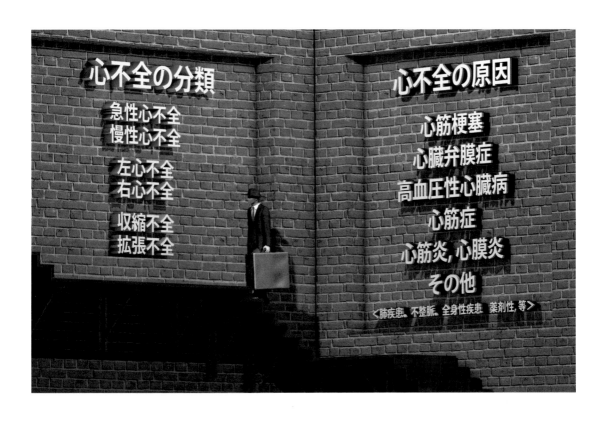

心不全の原因となる疾患

■ ■ ■

一口に心不全と言っても原因は多種あり、さらに同じ原因としても病態はさまざまです。
例えば心不全の原因がAさんは心筋梗塞で、Bさんは高血圧性心臓病というように個人個人で違います。
それぞれの疾患の奥は深く、病態は多岐にわたるので、ここでは原因疾患の極めて簡略的な説明をしておきます。（詳しい解説は各論編でします）

1） 心筋梗塞

心臓を包み込むように取り巻き、心臓自体を栄養している血管（冠状動脈）が、主としては動脈硬化を起こし、そこへ血栓ができて血管が詰まり、血流が途絶えてしまう病気です。
血流が途絶えた心筋組織は壊死することで心機能は損なわれます。

2） 心臓弁膜症

心臓には四つの弁があります。僧帽弁（そうぼうべん）＜左心房と左心室の間に介在＞、大動脈弁＜左心室と大動脈の間＞、三尖弁（さんせんべん）＜右心房と右心室の間＞、肺動脈弁＜右心室と肺動脈の間＞です。これらの弁は開いた時に血液を通過させ、閉じた時には送り出した血液が逆流して戻ってこないようにしています。これらの弁に機能障害があるものを心臓弁膜症といいます。血液の通過が悪くなる狭窄症と血液が逆流する閉鎖不全症に大別されます。

3） 高血圧性心臓病

高血圧が原因で心臓に負担が及ぶものをいいます。血圧が高いために心臓がそれに打ち負けて、十分な血液量を送り出せない状態（後負荷不適合＊）で急性心不全となることも多いのです。

4） 心筋症

心筋そのものが障害を起こし心機能が損なわれるものをいいます。原因としては遺伝的要因、ウィルスによる感染などがあげられますが、原因がはっきりわからないものもあります。
拡張型心筋症、肥大型心筋症が代表格ですが、その他にも周産期心筋症、アルコール性心筋症、心サルコイドーシス、心アミロイドーシスなど多々あります。

5） 心筋炎、心膜炎

主にウィルス感染が原因とされているもので、若年者に発症することも多く、特に心機能が急激に低下する劇症型心筋炎は循環器領域では最も恐ろしい病気の一つです。
心臓の内側に細菌感染が起こる感染性心内膜炎や、心外膜が硬くなり拡張能力が落ちる収縮性心膜炎なども心不全の原因となり得ます。

6） その他

肺疾患（慢性閉塞性肺疾患＜肺気腫など＞）や肺血栓塞栓症で発症することがあります。
不整脈により心不全が悪化する場合もあります。よくあるのが心房細動という不整脈です。
慢性心不全の経過中に心房細動が発生した場合、均衡していた循環動態が破綻して急性増悪する場合がよくあります。
膠原病に代表される全身性疾患も心不全を起こすことがあります。
薬剤の副作用として惹起される心不全があり、抗癌剤などの使用中に発生する場合があります。

＊ 後負荷不適合はP.77で簡単に解説します。

心不全の分類

■ ■ ■

心不全の原因が同じであっても、その病態は一人ひとり違いさまざまです。
以下の3種類の区分が基本ですが、境界があいまいで必ずしも明確に区別できるわけではありません。
A：急性と慢性、　　B：左心系と右心系、　　C：収縮不全と拡張不全＊

A-1：急性心不全

急激に発症するものをいい、左心室のポンプ機能の低下とそれに伴う肺静脈のうっ滞による
肺水腫を伴う場合が多いです。急性心筋梗塞、急性心筋炎などが代表格です。
通常は入院をして集中治療が必要で、点滴薬剤による治療や酸素投与が行われます。

A-2：慢性心不全

心機能が悪い状態が慢性的に存在する状態をいいます。循環動態としては悪いなりに釣り合い
がとれて病態は安定しているものを代償性心不全といい、内服薬での病態コントロールがうまく
いっている状態です。しかし、なんらかの原因で慢性心不全の均衡が崩れ、循環動態が比較的
短時間で悪化した場合を慢性心不全の急性増悪（非代償性心不全）といい、急性心不全と同じ
ように肺水腫が発生する場合があり得ます。

B-1：左心不全

肺静脈〜左心房〜左心室〜大動脈〜末梢動脈までを左心系といい、この系列内の循環がなんら
かの原因によりうまく機能していない状態をいいます。例えば急性心筋梗塞が発生した場合は、
左心室の機能が最初に損なわれるので、これは急性左心不全に該当します。

B-2：右心不全

末梢静脈〜上・下大静脈〜右心房〜右心室〜肺動脈までを右心系といい、この系列内の循環が
何らかの原因でうまく機能していない状態をいいます。原因疾患によっては、右心不全が単独
で出現することがありますが、多くの場合は左心不全と連動して発生し混在するので、どちらの
病態なのかを必ずしも明瞭に線引きできるわけではありません。

C-1：収縮不全　（左室駆出率が低下した心不全 ＊）

心室の収縮する能力が落ちている状態をいいます。つまり心室が血液を駆出する力が少ない
場合のことです。代表格は心筋梗塞、拡張型心筋症、急性心筋炎などで心不全の原因疾患の
多くは収縮能力が障害されます。心臓超音波検査などで見た目にも比較的容易に診断できます。

C-2：拡張不全　（左室駆出率が保持された心不全＊）

心室の拡張する能力が落ちている状態をいいます。循環動態維持のために必要な血液量を心室
が十分拡張しないため収容できず、その影響が左心房や肺静脈に波及していきます(左心室拡張
不全の場合)。収縮不全と拡張不全のどちらか一方だけある場合もあれば、併存している場合も
多いです。拡張不全は見た目ではわかりづらく、心臓超音波検査の測定値などから判断します。

以上の原因と分類により、冒頭の例でAさんは心不全の原因が心筋梗塞で、収縮不全による急性左心
不全、Bさんは高血圧性心臓病による拡張不全で慢性左心不全、Cさんは心筋梗塞で収縮不全と拡張
不全の両方あり、急性両室不全を起こしている、というように病態は多岐に展開されます。

＊　収縮不全を「左室駆出率が低下した心不全」（Heart failure with reduced Ejection Fraction・HFrEF）＜へふれふと読みます＞と、
　　拡張不全を「左室駆出率が保持された心不全」（Heart failure with preserved Ejection Fraction・HFpEF）＜へふぺふと読みます＞とも言われます。
　　左室駆出率(Ejection Fraction)はP.38-39で説明します。

心不全の初期解説（心筋梗塞を例に）

■■■

心臓はポンプであり、そのポンプがまわす血液循環を理解したところで、心不全についておおまかなイメージを持っていただこうと思います。ここではよく耳にする「心筋梗塞」を原因疾患例として解説します。
心筋梗塞は心臓を栄養している冠状動脈が血栓により閉塞し、その下流の支配領域が壊死する疾患です。

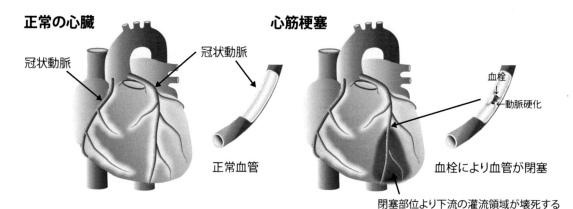

正常の心臓　冠状動脈　冠状動脈　正常血管

心筋梗塞　血栓　動脈硬化　血栓により血管が閉塞　閉塞部位より下流の灌流領域が壊死する

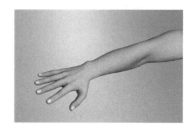 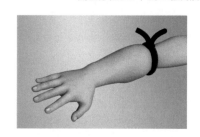

例えば腕をきつく締め上げるとそこから先に血が通わず、段々と紫色になっていき、そのまま何時間も放置すると壊死していきます。それと同じことが心臓で起こったものが心筋梗塞です。

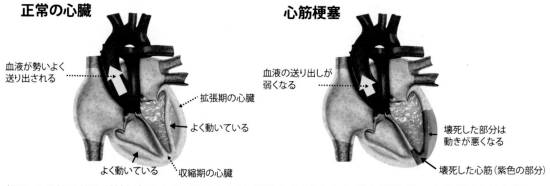

正常の心臓　血液が勢いよく送り出される　拡張期の心臓　よく動いている　よく動いている　収縮期の心臓

心筋梗塞　血液の送り出しが弱くなる　壊死した部分は動きが悪くなる　壊死した心筋（紫色の部分）

壊死した心筋は細胞活性が損なわれ、以前のようには動かなくなります。動きが悪くなった分だけ血液を送り出す力が弱まり、送り出される血液量も減ることになります。ポンプとしての出力が落ちるということです。

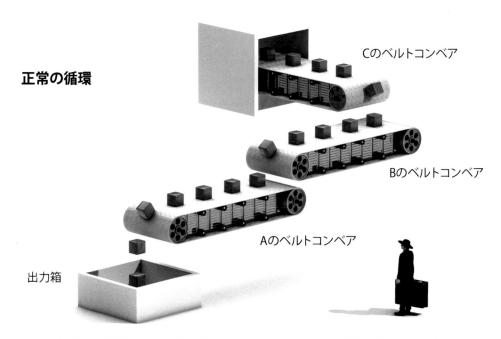

正常の循環

Cのベルトコンベア

Bのベルトコンベア

Aのベルトコンベア

出力箱

心臓がまわす血液循環は、整然と流れ作業で動いているベルトコンベアが荷物を滞りなく運ぶが如くです。

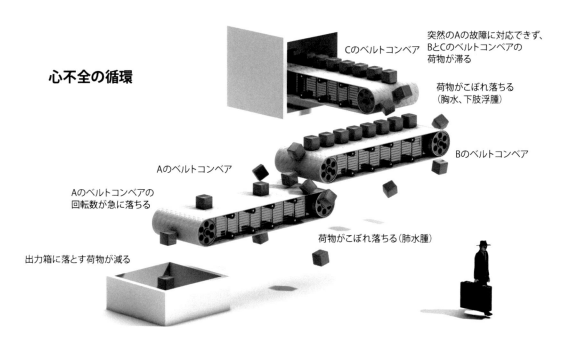

心不全の循環

突然のAの故障に対応できず、BとCのベルトコンベアの荷物が滞る

Cのベルトコンベア

荷物がこぼれ落ちる（胸水、下肢浮腫）

Bのベルトコンベア

Aのベルトコンベア

Aのベルトコンベアの回転数が急に落ちる

荷物がこぼれ落ちる（肺水腫）

出力箱に落とす荷物が減る

ポンプの出力が落ちたのをAのベルトコンベアの回転数が急に落ちて荷物の運搬能力が減少、出力箱に荷物を少ししか落とせない状況に見立てると、BとCのベルトコンベアにも影響が次々波及し、荷物が滞ったり、こぼれ落ちたりして、整然としていた流れ作業がうまくまわらなくなります。これが心不全とまずはイメージしてください。

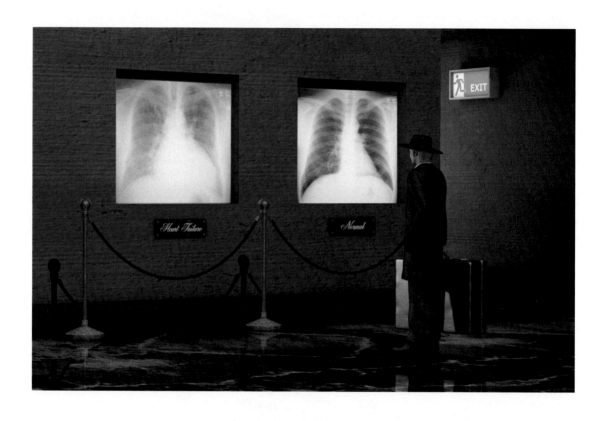

心不全は自覚症状や身体所見に加え、簡易的には胸部レントゲン写真で診断がつくことが多いです。

何故ならそこには心不全が最も目に見えるわかりやすい形で現れているからです。

心不全の基本事項が頭に入ったところで、次は病態の原理的理解に進んで行きましょう。

では、その胸部レントゲン写真には何が写っているのでしょうか。

胸部レントゲン写真には何が写っているのか?

まずは正常の人の胸部レントゲン写真には何が写っているのかを説明します。

胸部レントゲン写真は白黒写真なので、色的には白っぽいか黒っぽいかの二つしかありません。
そして空気(気体)は黒く写り、それ以外(液体、組織など)は白く写るというのが基本原則です。

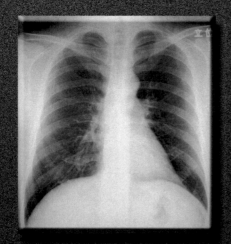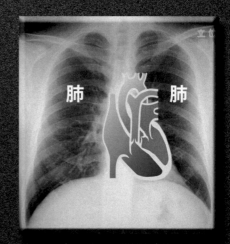

上の写真左で真中付近にやや三角形様にくっきりと白く写っているのが心臓です。
心臓はほとんどが筋肉組織で、内部は血液、つまり液体なので白く写ります。
心臓のイラストを重ねると写真右のような配置となり、中心よりやや左寄りにあります。

肺の実態は空気を入れる小さな袋(肺胞といいます)の集合体です。＊
よって肺の中身はほとんどが空気です。
空気は黒く写りますので、左右にある大きな黒い部分が肺ということになります。

黒い肺野に白くモヤモヤとサンゴの枝のように写っているのが肺の血管です。
中心部は太く密集しているので濃く白く写っています。
肺全体へ樹枝状に広がり、末端へ行くほど細く薄い白色となっています。
肋骨と鎖骨も白く写ります。
これ以外に黒い肺野に白いものが写っていたら、それは何か異常がある可能性があります。

左右の黒い肺野に挟まれた真ん中の白い部分は縦隔といい、写っているのは心臓、大動脈の一部、
上大静脈の一部、気管、胸椎(背骨)などです。

＊　肺胞はP.61で解説します。

胸部レントゲン写真に写っているもの

■■■

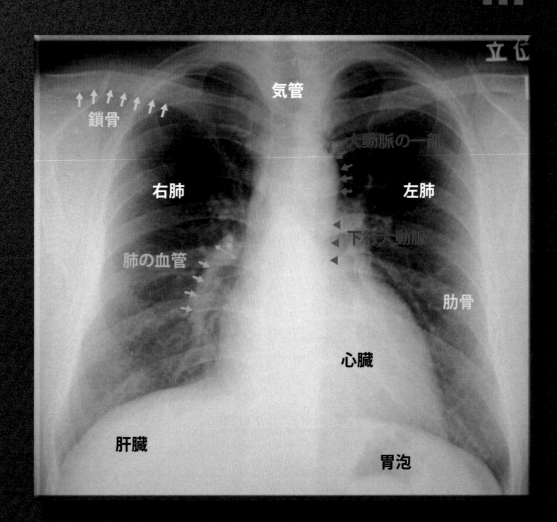

気管

鎖骨

大動脈の一部

右肺

左肺

下行大動脈

肺の血管

＊

肋骨

心臓

肝臓

胃泡

胸部レントゲン写真には上図のようにいろいろ写っているのですが、心不全を考える場合は黒い部分の肺と真ん中の白いかたまりの心臓を見るという二点に集中します。さて、そこに何が見えるのでしょうか？

＜他にこんなことも読み取れます＞
オレンジの矢印で示した肺の血管は肺動脈が写っているのですが、その根元部分（右肺門部肺動脈径 ＊印両矢印）が18mm以上あれば肺高血圧（肺動脈の圧が高い）の可能性があります。肺高血圧の存在は通常心臓超音波検査や心臓カテーテル検査をしないとわかりませんが、この方法は簡便で推測に役立ちます。（ちなみにこの写真は慢性心不全の安定期（代償期）の写真で肺高血圧があり、肺門部肺動脈径は18mmあります）
赤い矢印で示した大動脈の一部が大きく膨らんでいたら、その部分の大動脈瘤を疑うのですが、大動脈のラインはさらに下の方（下行大動脈）まで追うことができ、心臓や背骨と重なって見にくい場合も多いですが、ここも膨らんでいないかを見ることは大事です。ただ下行大動脈が膨らんでいても蛇行しているだけで大動脈瘤ではない場合も多いので、胸部CT検査をしないと確定的なことは言えません。
気管は空気の通り道なので黒く写ります。気管は体のまん中を通りますが肺野に異常がないのに気管が偏位していたら、大動脈瘤や縦隔腫瘍などの存在により圧排されている可能性も考慮します。これも次に胸部CT検査が推奨されます。胃泡は胃の中の空気ですので黒く写ります。

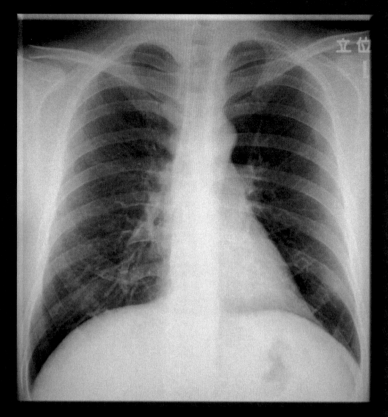

正常の胸部レントゲン写真

前項で得た簡単な胸部レントゲン写真の知識をもって、心不全の写真を見てみましょう。

正常の胸部レントゲン写真に比べて、心不全では右ページの写真のようになります。
どこがどう違うのかわかりますか？

要点は二点です。

難しい専門知識も必要ない、見た目通りの直感的な判断で十分です。

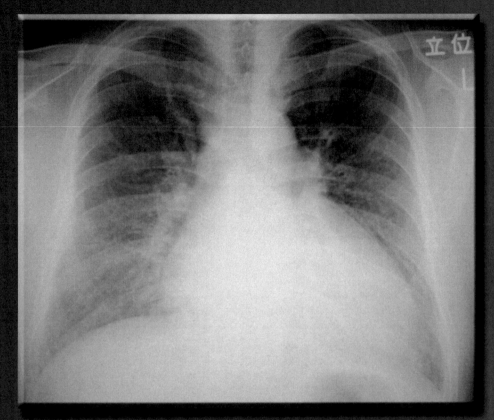

心不全の胸部レントゲン写真

その二つの要点とは

 1）白い心臓の形が膨らんで大きくなっていること。
 2）本来黒いはずの肺が、モヤがかかったように一部白くなっていることです（特に肺の下半分）。

心不全では心臓は大きくなる傾向となり、それを心拡大といいます。
肺が白くなっているのは肺水腫（肺うっ血）といい、肺に水分成分が増えていることの現れです。
このように心不全は胸部レントゲン写真でとてもわかりやすい形で現れています。

それでは、どうして心不全ではこのようなことになるのでしょうか？

＊ ここで取り上げた例は急性左心不全の典型例であり、心不全の分類で述べたようにさまざまな病態があり、それに応じて胸部レントゲン
  像もまたさまざまなバリエーションが展開されます。心拡大が必ずしも明瞭でなかったり、肺野がむしろ黒味が強くなることもあります
  （肺野透過性亢進といい右心室原発の右心不全などに見られる）。よって胸部レントゲン写真一枚をもって必ず心不全の診断ができると
  いうわけではありません。

心不全の病態メカニズムは論理的に理解しやすいので、病態を個々に表層的に覚えようとするのではなく、根本から一元的に理解しておくことが大切です。

そうすることで派生するさまざまな事象を同じ論理で推論していくことができます。

では、ここからは胸部レントゲン写真で見られた所見の謎を解き明かしながら、心不全の病態メカニズムについて説明していきます。

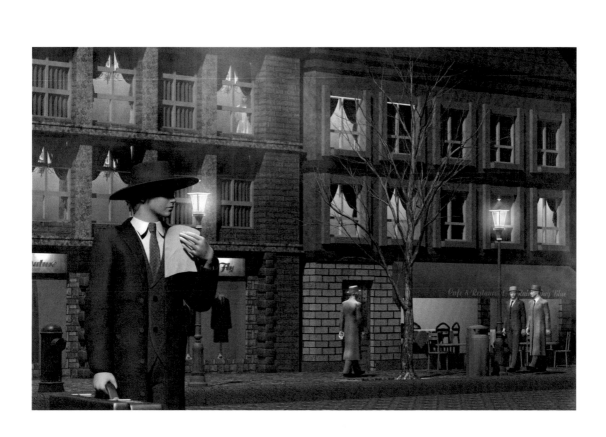

心不全で心臓が拡大する理由

■ ■ ■

胸部レントゲン写真で見たように、心不全では心臓が大きくなる傾向となります。
心臓というのは常に同じ大きさではなく、状況に応じてサイズが変わる臓器なのです。
もともと心臓は収縮と拡張を繰り返してポンプ作業をしている伸縮性に富んだ臓器なので、膨らんで大きくなる素因は持っているといえます。

では心臓が大きくなるというのは、心臓が自ら進んで大きくなるのでしょうか、それとも何か心臓の内部で構造的変化が生じて大きくなるのでしょうか？

結論から言うと、心臓が自分で勝手に大きくなっているわけではなく、必要に迫られて大きくならざるを得ないのです。例えば風船にたくさん空気を入れるとより風船は膨みます。それと同じで、心臓内部の血液量が増えてしまい、その容量に押されてサイズが大きくなっていったというシンプルな理由なのです。

しかし問題はなぜ心不全では心臓内部の血液量が増えるのかです。

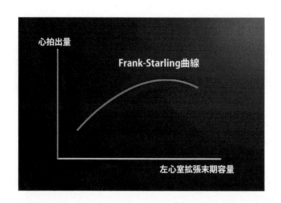

心臓には四つの部屋がありますが、その中でも左心室は全身に向けて酸素や栄養分に富んだ血液を送り出しているので、体の各臓器の働きを維持するための最も重要な役割を担います。
よって心不全を理解するには、左心室を中心にして理解を進めていくことが近道となります。

その左心室の中は血液で満たされています。拡張期には左心房から血液が流れ込み、これから送り出すための血液を充てんします。目一杯拡張するのは拡張し始めた初期ではなく拡張の終了点、つまり拡張末期ですので、この拡張末期に左心室内に充てんされた血液量を**左心室拡張末期容量**といいます。

拡張期に左心室内に充てんされた血液は収縮期に全身へ向けて送り出されます。この送り出される血液量を**心拍出量**といい、1分間にどれだけ送り出されたかで表します。通常は1分間に 5〜6リットルです。
この心拍出量と左心室拡張末期容量との間には上図グラフのような曲線関係が成り立ちます。
この曲線はFrank-Starling曲線と呼ばれ、この曲線の意味を理解することが基礎土台となります。

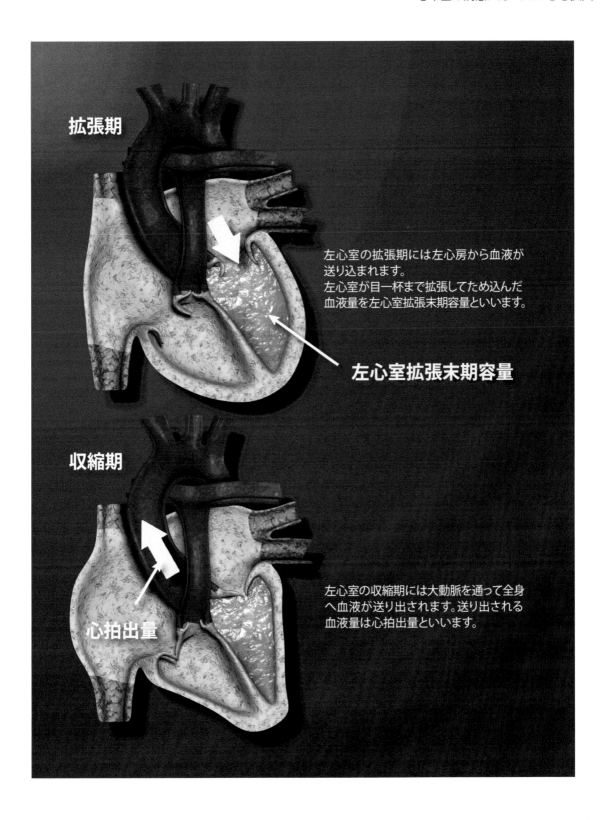

拡張期

左心室の拡張期には左心房から血液が
送り込まれます。
左心室が目一杯まで拡張してため込んだ
血液量を左心室拡張末期容量といいます。

左心室拡張末期容量

収縮期

左心室の収縮期には大動脈を通って全身
へ血液が送り出されます。送り出される
血液量は心拍出量といいます。

心拍出量

Frank-Starling 曲線について

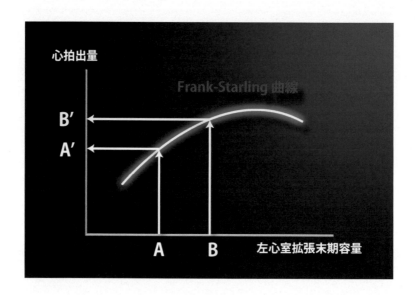

Frank-Starling曲線の意味するところを理解していきましょう。

横軸は左心室拡張末期容量、縦軸は心拍出量で、この両者には上図のような曲線関係があります。
左心室拡張末期容量が増えれば、ある所までは心拍出量も増えることを意味します。

ここに、二種類の心臓があるとします。
左心室拡張末期容量が違う二種類の心臓です。
一つは通常量の、もう一つはたくさん血液をため込める左心室拡張末期容量の大きい心臓です。

この二種類の心臓において
左心室拡張末期容量が「A」という量の心臓が送り出す心拍出量を「A'」（エーダッシュ）とします。
左心室拡張末期容量が「B」という量の心臓が送り出す心拍出量を「B'」とします。

上図のFrank-Starling曲線に沿ってなぞると、左心室拡張末期容量「A」の心臓が送り出す心拍出量「A'」より、
左心室拡張末期容量「B」の心臓が送り出す心拍出量「B'」の方が多いことがわかります。

* ただし、ここでは二つの心臓の収縮能力が同じとした場合です。

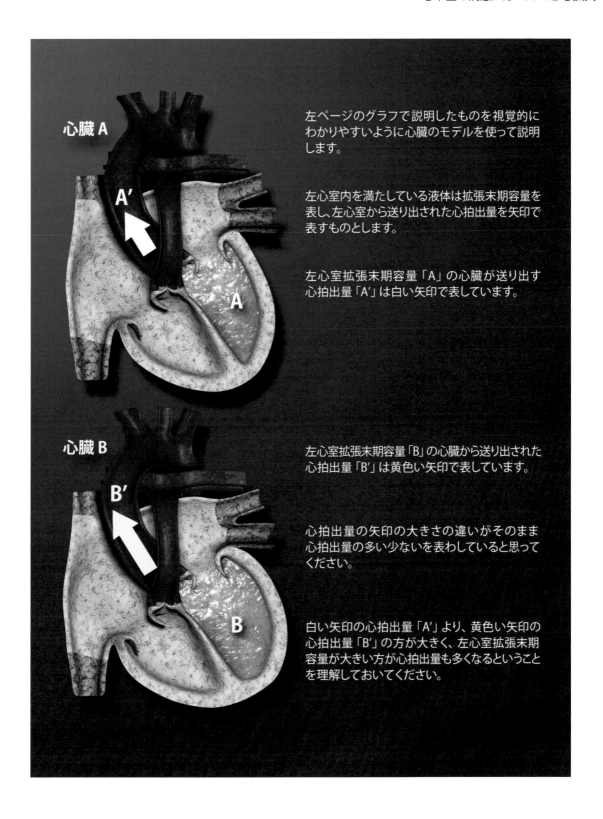

心臓 A

A'

A

心臓 B

B'

B

左ページのグラフで説明したものを視覚的に
わかりやすいように心臓のモデルを使って説明
します。

左心室内を満たしている液体は拡張末期容量を
表し、左心室から送り出された心拍出量を矢印で
表すものとします。

左心室拡張末期容量「A」の心臓が送り出す
心拍出量「A'」は白い矢印で表しています。

左心室拡張末期容量「B」の心臓から送り出された
心拍出量「B'」は黄色い矢印で表しています。

心拍出量の矢印の大きさの違いがそのまま
心拍出量の多い少ないを表わしていると思って
ください。

白い矢印の心拍出量「A'」より、黄色い矢印の
心拍出量「B'」の方が大きく、左心室拡張末期
容量が大きい方が心拍出量も多くなるということ
を理解しておいてください。

さらにわかりやすくするために、心臓を風船に見立てて説明します。

AとBの二つの風船があり、どちらの風船にも水が入っています。
風船 Aに比べて風船 Bの方は水がより多く入っているので、より大きく膨らんでいます。

その風船を底から押して、中の水を押し出すということをします。

その押し出すための道具を「押し出し棒」と呼ぶことにします。
押し出し棒は押しやすいようにT字型をしているものとします。

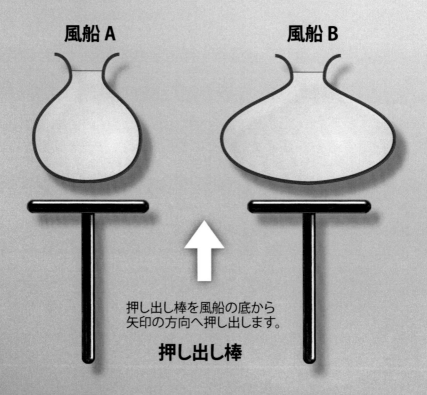

風船 A　　　　　　　　　　　**風船 B**

押し出し棒を風船の底から
矢印の方向へ押し出します。

押し出し棒

風船 Aが正常の心臓を、風船 Bが心不全の心臓を表しています。

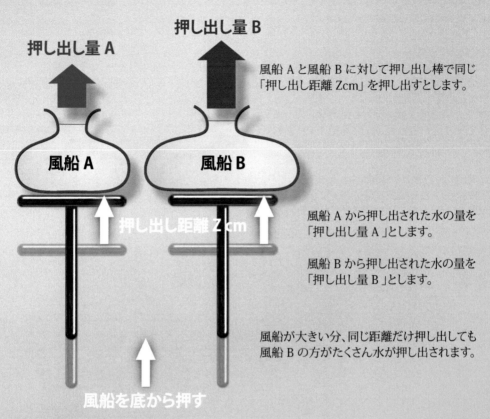

押し出し量 A

押し出し量 B

風船 A

風船 B

押し出し距離 Z cm

風船を底から押す

風船 A と風船 B に対して押し出し棒で同じ
「押し出し距離 Zcm」を押し出すとします。

風船 A から押し出された水の量を
「押し出し量 A」とします。

風船 B から押し出された水の量を
「押し出し量 B」とします。

風船が大きい分、同じ距離だけ押し出しても
風船 B の方がたくさん水が押し出されます。

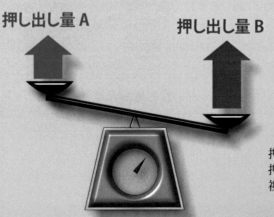

押し出し量 A

押し出し量 B

押し出された両者を天秤にかけて、
押し出し量 B の方が量が多いことを
視覚的に理解してください。

心臓が血液を押し出す力は数値化して評価される

■ ■ ■

押し出し距離が同じなら、大きい風船の方がより多く水を押し出せることがわかりました。

しかし、正常の心臓に比べて心不全時の心臓は押し出す距離に相当する押し出す力、つまり収縮能力が落ちている場合が多いのです。左心室の心室壁を構成する筋肉の動きが低下しているから収縮能力が落ちるのですが、これを左心室の壁運動の低下といいます。この低下を評価するにあたり、どれだけ低下しているのかを客観的に誰にでもわかる形で表さなければ評価になりません。
例えば「自分は足が速い」と言っても他人にはどれだけ速いかわかりづらいですが、「100mを9秒台で走れる」と数値化すると、客観的にどれほどのものかわかるようになります。

左心室の収縮能力を表す指標には、左心室駆出率 (Ejection Fraction = EF) がよく使われます。
左心室駆出率は最も簡便には心臓超音波検査でわかり、他には左心室造影検査(心臓カテーテル検査)、心臓核医学検査、心臓MRI検査などからも計測されます。

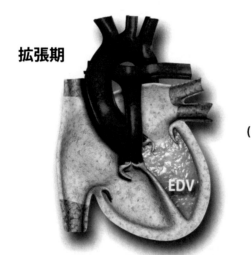

拡張期　　　　　　　　　　　　収縮期

拍出量
(EDV － ESV)

EDV　　　　ESV

$$左心室駆出率 <EF> = \frac{左心室拡張期容積<EDV>－左心室収縮期容積<ESV>}{左心室拡張期容積<EDV>} \times 100 (\%)$$

左心室の駆出率は上記の計算式で算出されます。左心室の拡張期容積(EDV)と収縮期容積 (ESV)から求めますが、この式の意味するところは、拡張期にため込んだ血液を、収縮期にどれだけ送り出したかです。
心臓超音波検査で左心室駆出率を求める時は、拡張期と収縮期の心室内腔の長さを計測したうえで、心臓内腔を回転楕円体と想定して算出されます。

左心室の駆出率の正常値は50〜80%程度で、通常50%未満であれば収縮能力が低下していると考えます。
この値がより低いほど、より血液を送り出せていないことになり、心機能はより悪いということです。

正常の心臓

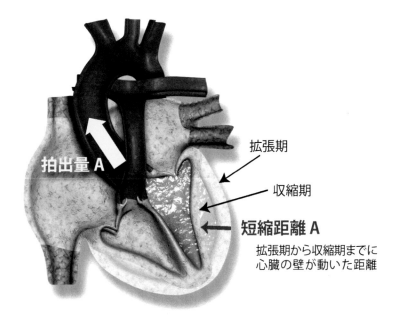

拍出量 A

拡張期

収縮期

短縮距離 A

拡張期から収縮期までに
心臓の壁が動いた距離

収縮力が低下した心臓

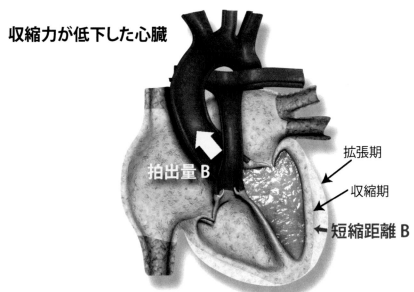

拍出量 B

拡張期

収縮期

短縮距離 B

上図で短縮距離が短いほど、心臓の壁がより動いていない（左心室の壁運動の低下）、つまり収縮能力がより悪いということです。正常の心臓の短縮距離 A に比べ、収縮能力の低下した心臓の短縮距離 B は短いです。当然、短縮距離が短いほど心臓が送り出す血液の拍出量も減少します。(拍出量 A > 拍出量 B)

＊ ここでは左心室拡張期容量が同じとした場合です。

心不全時の心臓の収縮力低下に合わせて考える

心不全時には、多くの場合で心臓の収縮能力は低下していると説明しました。

Frank-Starling曲線は常に一定の位置ではなく、状況に応じて曲線が移動します。
心不全時には下図の緑の矢印の方向へと曲線が移動します。
それの意味することを説明します。

一定の拍出量 Z を得ようとするには、正常の心臓（白の曲線）では A という量の左心室拡張末期容量
が必要ですが、心不全の心臓（赤の曲線）では B という大きさにまでならなければなりません。

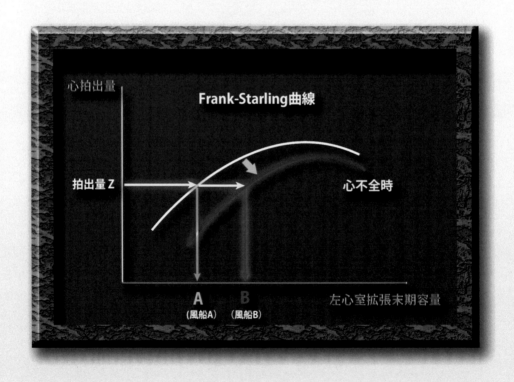

このグラフだけ見ていても実感としてわかりにくいので、また風船を使って説明します。

風船 A と風船 B がまた登場しますが、今度の風船は大きさが違うだけではなく、出口の広さが違う風船です。

＊ 実際に心不全時の心臓で出口が広くはなりません。これはわかりやすく説明するためのものです。

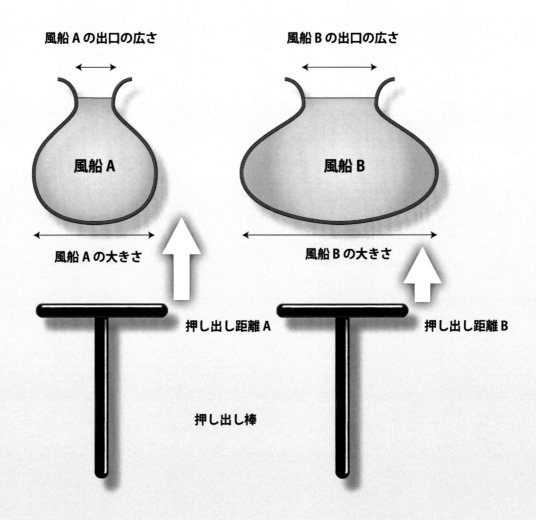

そしてそれぞれの風船を押し出し棒で押しますが、風船 A と風船 B は押す力が違うものとします。（押す力は押し出し距離＝矢印の長さで表されます）
この二つの風船を使って心不全時の収縮力の落ちた状態で、心臓が大きくなることの意義を説明します。

再び風船に置き換えて考える

■ ■ ■

今回の風船の説明では、押し出し量を表す矢印の高さと幅が大事なので、それを先に説明しておきます。
下図の説明をまずはよく読んで理解してください。
わかりにくければ先に動画を観てください。動画はただ観ているだけで理解できます。

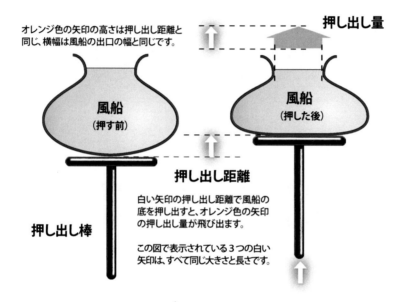

上記の設定のもと、右ページの風船 A と風船 B の二つの風船を押し出し棒で押し出します。

風船 A を押し出し距離 A cm で押し出すと、押し出し量 A の水が押し出されます。
風船 B を押し出し距離 B cm で押し出すと、押し出し量 B の水が押し出されます。

押し出し量 A の矢印（青矢印）は、押し出し距離 A と同じ高さの背の高い矢印です。
押し出し量 B の矢印（赤矢印）は、押し出し距離 B と同じ高さなので背の低い矢印ですが、出口が広いのに
合わせて横幅の広い矢印となっています。

形は違いますが、押し出し量 A と押し出し量 B の矢印の面積は同じとなります。
背は低くても（収縮力が低下しても）、横幅が大きければ（心臓が大きくなれば）正常と同等の押し出し量
（心拍出量）が得られるのです。

Frank-Starling 曲線の意味するところを御理解いただけたでしょうか？

42

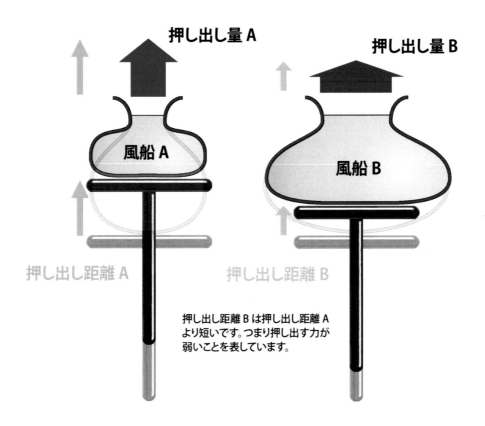

押し出し量 A

押し出し量 B

風船 A

風船 B

押し出し距離 A

押し出し距離 B

押し出し距離 B は押し出し距離 A
より短いです。つまり押し出す力が
弱いことを表しています。

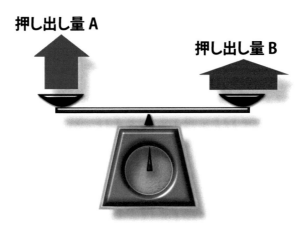

押し出し量 A

押し出し量 B

高さは低い押し出し量 B の赤い矢印ですが、横幅があるので押し出し量 A と同じ量となります。

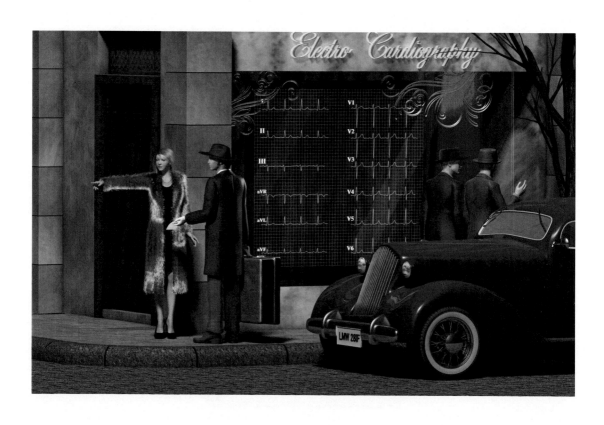

心不全の自覚症状のひとつに動悸がありますが、実際に心拍数が増えていることが多いのです。つまり、心不全では心臓が大きくなり、そして心拍数が増える傾向となるのです。

では、なぜ心不全では心拍数が増えるのでしょうか？

cardiac output

=

Stroke Volume   x   Heart Rate

何度も登場している心拍出量ですが、その中身についてもう少し詳しく見てみましょう。

心拍出量 (Cardiac Output) は心臓が 1 分間に送り出す血液量ということは理解されていると思います。

心拍出量は、一回の収縮で送り出す一回拍出量 (Stroke Volume) に 1 分間の心拍数 (Heart rate) を掛けたものです。例えば一回心拍出量が100ml で、心拍数が60回 / 分とすると、これらを掛け合わせた 100 x 60 = 6000 ml が心拍出量となります。

成人の健常者の心拍出量は約 4〜6リットル/分です。つまり 1 分間に 2 リットルのペットボトル約 2 本 〜 3 本分の血液を心臓は送り出します。

心拍出量 (Cardiac Output)

=

1 心拍での拍出量 (Stroke Volume)   ×   心拍数 (Heart rate)
　　　(一回拍出量)

この式からわかることは、一心拍で送り出す一回拍出量が同じとすれば、心拍数が多い方が 1 分間での総量である心拍出量が多くなるということです。

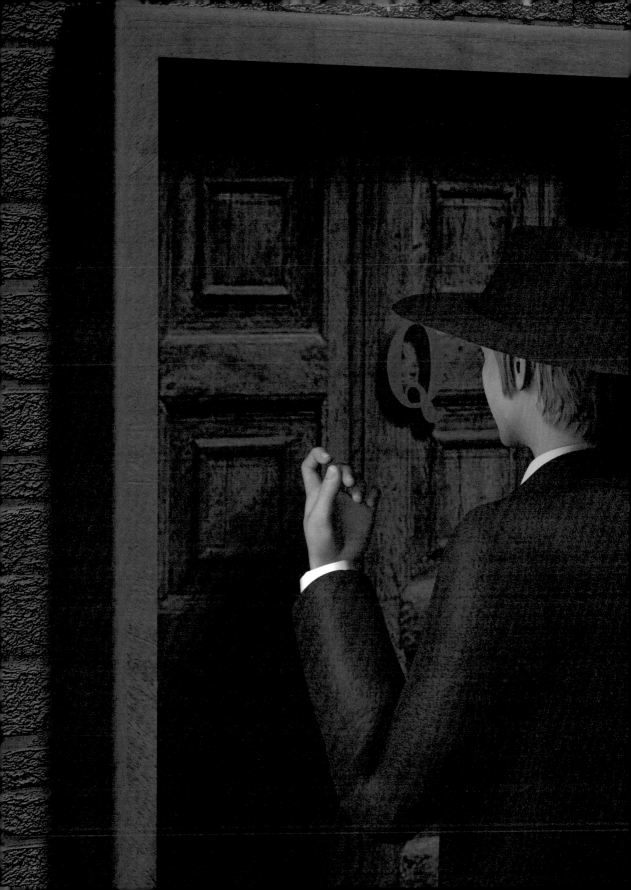

心不全時に心拍数が増えることの意義

■ ■ ■

心不全の原因となる疾患が発症して心臓の収縮能力が損なわれた場合、一心拍で送り出す一回拍出量は減ってしまいます。このままでは全身が必要としている血液量を供給できない事態となってきます。

当然、体の各部臓器はもっと血液をよこせと心臓に激しく要求してきます。
そこで心臓はなんとかしなければならない状況になってしまいます。17ページで述べたように中枢神経と自律神経の指令のもとになんとかしようとします。
その結果、一回の拍出量が少ない分を回数を多く打つことによって補っていくことにしました。

つまり心拍数を増やすということです。

下図で、正常の心臓は一回の収縮で十分な一回拍出量 A を送り出せますが、収縮力の落ちた心臓では一回の収縮ではより少ない一回拍出量 B しか送り出せません。

この不利な状況を打開しようと心臓は心拍数を増やして、足りない分を回数でカバーしようとします。

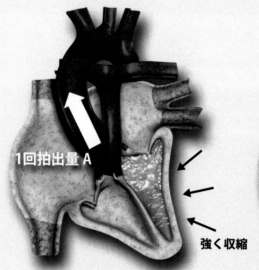

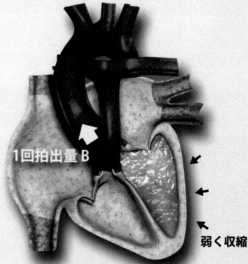

正常の心臓

グッと強く収縮して、たくさんの
一回拍出量 A を送り出します。

収縮力の低下した心臓

収縮が弱く、少ない一回拍出量 B
しか送り出せません。

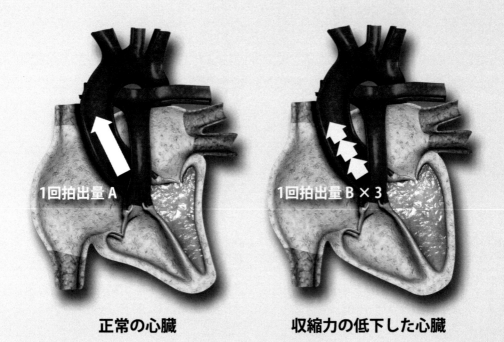

正常の心臓　　　　　収縮力の低下した心臓

上図は正常の心臓が一回拍動する間に、収縮力の低下した心臓は三回拍動していることを表しています。一回拍出量Bを三回分拍出するとようやく一回拍出量Aと同じ量が送り出せます。

＊ 心不全時には心拍数は増加傾向になりますが、三倍までには通常はなりません。ここではわかりやすい例として解説しました。

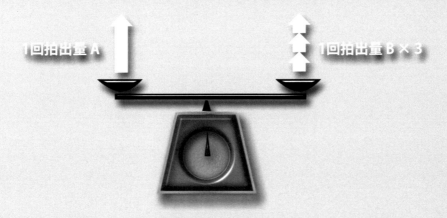

一回拍出量Aと一回拍出量B×3を天秤にかけてみます。両者は釣り合って同じ量であると理解してください。

ここまでお話してきたように、心不全では心臓は大きくなり、さらに心拍数を増やすことで全身が必要とする血液量を維持しようとするメカニズムが働くのです。

心不全では心臓が大きくなり、脈も速くなる傾向であることを理解されたと思います。
次に胸部レントゲン写真で見られたもうひとつの所見「肺水腫」について説明しましょう。

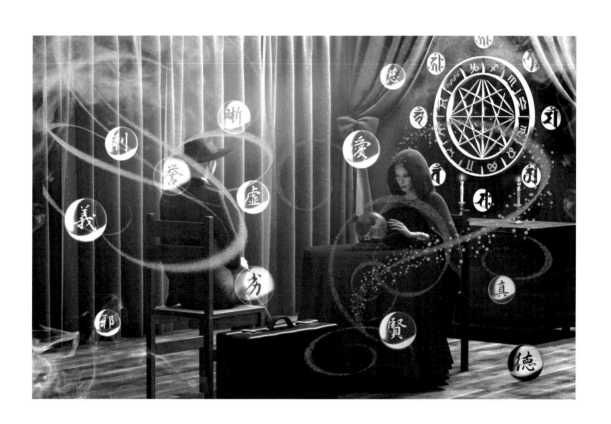

肺水腫発生のメカニズム

■ ■ ■

まず正常な心臓の場合での肺と心臓の循環関係を説明します。左心室を中心に考えていきます。

① 左心室の収縮機能が正常なら、その送り先である大動脈へスムーズに血液が送り出せます。

② 左心室がどんどん血液を送り出すので、左心室に入る前の左心房〜肺静脈もつかえて滞ることなく流れます。それにつながる肺動脈〜右心室〜右心房〜上・下大静脈〜末梢静脈 も滞りなく流れます。

正常の肺→心臓→大動脈の流れ

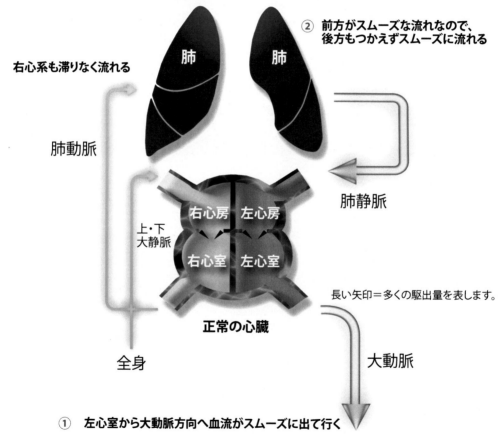

② 前方がスムーズな流れなので、後方もつかえずスムーズに流れる

右心系も滞りなく流れる

肺

肺

肺動脈

肺静脈

右心房　左心房

上・下大静脈

右心室　左心室

長い矢印＝多くの駆出量を表します。

全身

正常の心臓

大動脈

① 左心室から大動脈方向へ血流がスムーズに出て行く

* ここでは肺水腫の発生を左心室〜肺静脈〜肺までの循環経路、つまり左心系で説明しますが、実際は右心系との複雑な関わりの中で発生します。特に左心系と右心系の時間的な連動が肺水腫の発生に大きく関係してきます。詳しくは後述します。

次に心臓の収縮力が低下したために血液がうまく循環しない場合、つまり心不全の場合の説明です。

ここも左心室を中心に考えていきます。

① 左心室の収縮力が低下するということは、大動脈へ駆出する力が低下するということです。
そうすると大動脈へ出ていく血液量が減ります（心拍出量の低下）。

② 左心室から大動脈へ血液がスムーズに流れてくれないので、左心室へ入る前の左心房～肺静脈も
つかえてきます。

肺の中には無数の毛細血管が張り巡らされており、これが合流して肺静脈となります。

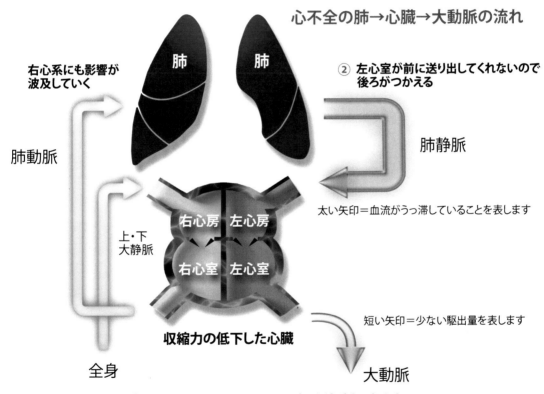

心不全の肺→心臓→大動脈の流れ

右心系にも影響が
波及していく

肺動脈

② **左心室が前に送り出してくれないので
後ろがつかえる**

肺静脈

太い矢印＝血流がうっ滞していることを表します

右心房　左心房

上・下
大静脈

右心室　左心室

短い矢印＝少ない駆出量を表します

収縮力の低下した心臓

全身

大動脈

① **左心室から大動脈へスムーズに血液が出て行かない**

毛細血管は組織と直接つながって酸素や栄養分の受け渡しをしているので、組織に対して開かれていますが、
肺静脈に入ってしまうと左心房～左心室までほぼ抜け道のない閉鎖回路となります。
車道に例えると、肺の中の毛細血管は一般市中道で、肺静脈から左心房～左心室までは降り口のない高速道路
と思ってください。
次のページでは車と車道を使ってこの状況をわかりやすく説明していきます。

肺水腫の発生を車の流れに例えると

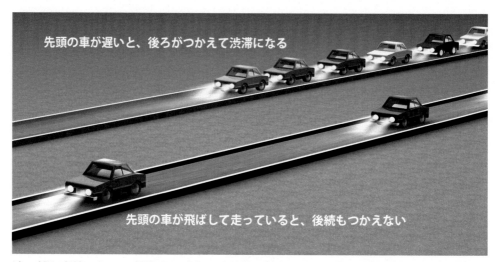

先頭の車が遅いと、後ろがつかえて渋滞になる

先頭の車が飛ばして走っていると、後続もつかえない

追い越し車線のない一車線のハイウェイがあったとします。そこを車が走っている時に、先頭の車が飛ばして走っていると、後続の車もつかえずスムーズに流れます。しかし先頭の車がノロノロと走っていると後続の車はつかえて渋滞します。これは左心室の駆出力が落ち、拍出量が減って前に出て行ってくれないので、左心室に入る前の左心房〜肺静脈がつかえてうっ滞することを表しています。

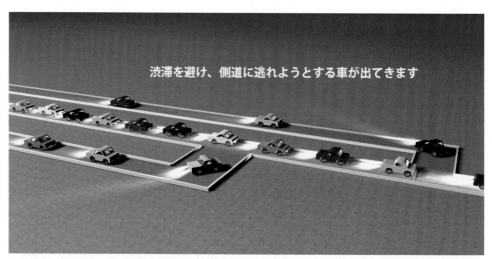

渋滞を避け、側道に逃れようとする車が出てきます

追い越し車線のない一本道で先頭の車が遅いために渋滞している時に、側道があればそちらに迂回して進もうとする車が出てきます。これは肺静脈の肺側の最末端部である肺静脈側毛細血管に連なる周辺組織を表し、血流がひどくうっ滞している時は、血液の液体成分が周辺組織に漏れ出て行くことを表しています。

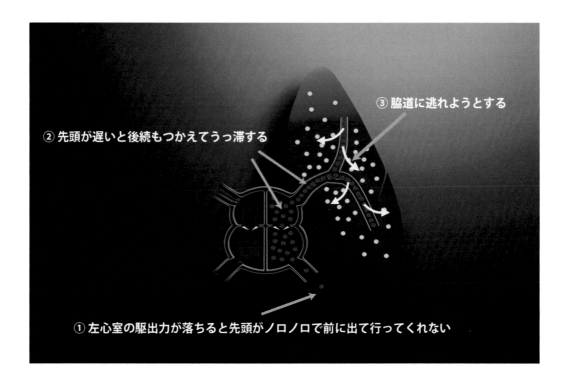

渋滞で側道へ逃れる部位は肺の末梢組織である肺細胞組織です。川で例えると、大雨が降って川が増水している時に下流の大きな川（肺静脈）では堤防がしっかりしているので決壊していないが、その最も上流側の小さな支流（肺静脈側毛細血管）が氾濫しているイメージを想像してください。

実際には肺の毛細血管で血液が肺の組織へ漏れ出て、肺中が血まみれになるわけではなく、血液の中の水分成分（血漿成分といい、薄黄色の尿のような色をしています）が肺内へと漏れ出します。

そうすることによってうっ滞して内圧が高くなった血管内の充満圧を少しでも下げて、血液の循環経路にかかっている負担を軽減しようとしているのです。

しかし、脇道に逃れてきた車の数も少しなら許容範囲でなんとか受け入れることもできますが、たくさん逃れて来られたら、肺もたまったものではありません。海でおぼれた人が水を大量に飲み込んだように肺中が水びたしになってしまいます。そうなると呼吸という肺の本来の働きができません。

次に実物に近いモデルで説明します。

左心室へ至るまでの血流のうっ滞から肺水腫へ

■ ■ ■

左心室の駆出力低下と、肺静脈のうっ滞から肺水腫へと至る過程を経時的に模型で表します。

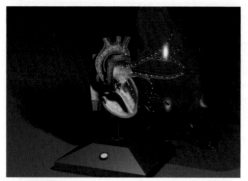

正常時は左心室からの駆出血流も左心房へ流れ込む肺静脈の血流も滞ることなく流れています。
交通情報的に言うと、高速道路および一般市中道、共に流れはスムーズです。

① **正常**

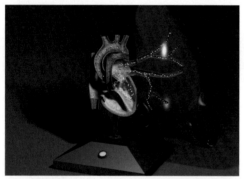

左心室の駆出力が低下するような病態が発生すると（例えば心筋梗塞の発症）、左心室に流入する前の左心房〜肺静脈がうっ滞していきます。一本道で先頭の車が遅いため後続が渋滞する例えです。
高速道路の渋滞の余波は一般市中道にも及んできていますが、まだ側道に迂回する車はいません。

② **肺静脈のうっ滞が始まる(肺うっ血)**

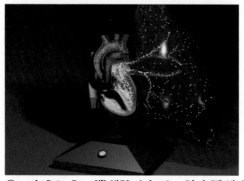

さらに渋滞がひどくなると側道へ逃れようとする車が出現するように、肺へ水分が移動しうっ滞を緩和しようとします。市中側道もいたるところ大渋滞といったイメージです。

③ **さらにうっ滞が強くなり、肺水腫が出現**

肺は逃れてきた水分を受け入れようとはしますが、本来そんなためにある臓器ではなく、肺としても非常に迷惑なことで当然不都合が生じてきます。その不都合とは何か？　次で説明しましょう。

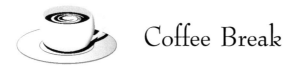 Coffee Break

心拡大と肺水腫のメカニズムを単純化して説明しましたが、実際は拡張機能を含むもっと多様な因子が複雑に絡み合って成り立ちます。そしてその詳細はまだわからない部分も多く、現代の知見が理解しているのは全体のほんのごく一部にすぎないと感じます。

それはダーウィンを悩ませた「眼」の問題にも通じます。高度に完成され複雑極まりない構造している「眼」が進化の過程において自然淘汰で生まれたものと考えるのはあまりに無理があると「種の起源」の中でダーウィンは吐露しました。それに対し創造主起源論者達は「それは神によって創造されたものだからだ」と主張し、論争となったあの古典的問題です。この難題はダーウィン自身も合理的な説明ができず、後世の科学の進歩による解明に託されました。

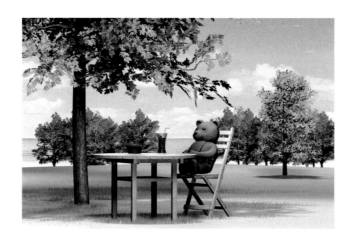

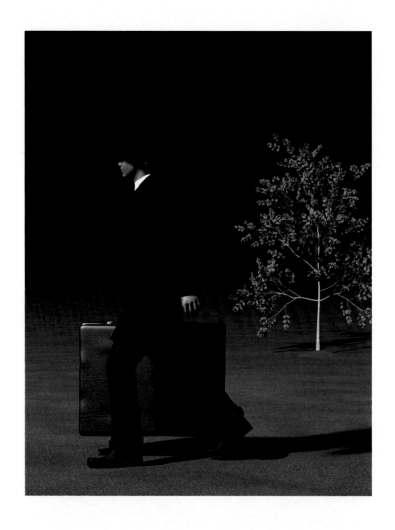

　肺と心臓の関係はとても重要です。体のどこかの大きな手術をする場合（例えば大腸癌の開腹手術など）には、必ず術前に心肺機能が大丈夫かどうかのチェックが行われます。つまり心肺機能の良し悪しは生命維持における最重要項目なのです。

　肺と心臓、そして心不全、、、　これらはいったいどのような関係にあるのでしょうか。

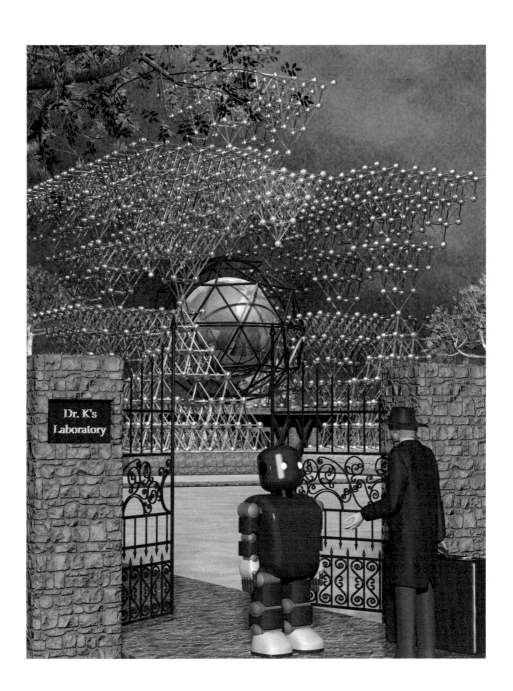

肺に吸い込んだ酸素の流れ

口と鼻から吸い込んだ空気は気管を通って肺へ運ばれます。
空気に含まれる酸素(O_2)が肺組織内の毛細血管の中へ渡されます。

酸素を受け取った血液は、動脈血となって毛細血管からやがて
肺静脈へと合流して行きます。動脈血は肺静脈→左心房→左心室
と送られ、左心室から大動脈を通って全身へ送り出されます。

心臓も臓器ですので当然酸素を受け取ります。
自分で送り出した動脈血から冠状動脈を通して酸素
を受け取ります。

酸素O_2

気管

O_2

肺静脈

左心房

左心室

全身に送り出された動脈血は最末端の毛細血管で各臓器や
組織に酸素を渡して、二酸化炭素(CO_2)を受け取ります。
酸素濃度が低く二酸化炭素濃度が高い静脈血となるのです。

静脈血は毛細血管からやがて上・下の大静脈に流れ込んだのち
心臓に戻り、右心房→右心室→肺動脈を通って肺へ運ばれます。
そして末端の毛細血管から二酸化炭素が肺胞へ移行し、呼気と
して体外に排出されます。

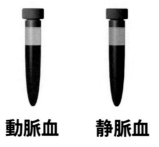

動脈血　　**静脈血**

酸素に富んだ動脈血は鮮やかな鮮紅色です。
酸素の少ない静脈血は暗赤色をしています。

日常生活で軽いけがをして擦りむいた時に
出る血は静脈血です。

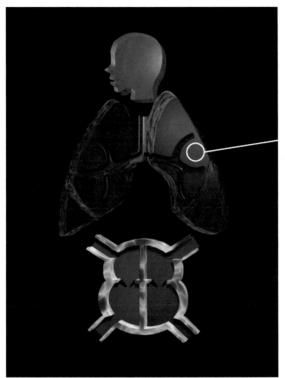

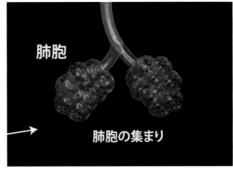

肺胞

肺胞の集まり

次に肺の内部はどうなっているか説明します。肺の中身を拡大して見てみますと、上図のようにぶどうの房のような組織が集まって肺は構成されています。そのぶどう一粒にあたる丸い袋状の組織を肺胞といい、肺の最も基礎の構成単位です。

吸い込んだ空気は気管を通り、最終的には終着駅であるこの肺胞へ到達します。

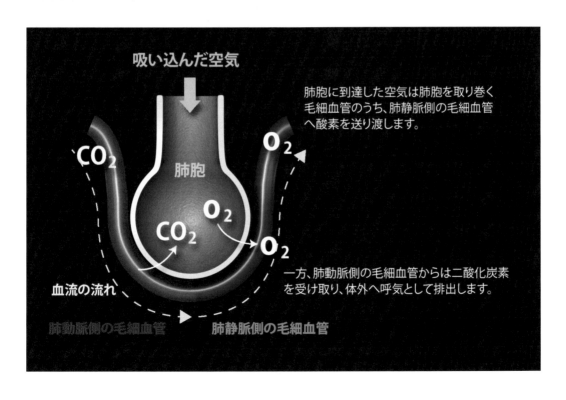

吸い込んだ空気

肺胞に到達した空気は肺胞を取り巻く毛細血管のうち、肺静脈側の毛細血管へ酸素を送り渡します。

CO_2

O_2

肺胞

CO_2

O_2

O_2

一方、肺動脈側の毛細血管からは二酸化炭素を受け取り、体外へ呼気として排出します。

血流の流れ

肺動脈側の毛細血管　　　肺静脈側の毛細血管

肺水腫が酸素の取り込みを阻害する

では、肺の末梢単位である肺胞と、それを取り巻く肺動脈側毛細血管と肺静脈側毛細血管は心不全時では
どういう事態に陥るのかを説明しましょう。

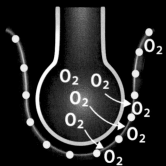

正常

肺胞内は空気で満たされ、血流はスムーズに流れている。
酸素の受け渡しも支障なく行われるので、肺静脈側の毛細血管には
豊富な酸素が流れます。

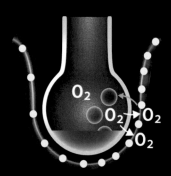

心不全発生

心不全が発生すると肺静脈側のうっ滞がまず始まります。
うっ滞すると血管内圧が高まり、血液循環に負荷がかかります。
そこでその負荷を軽減しようと、渋滞で車が脇道にそれるように
血液中の水分成分が隣接する肺胞内へ移動します。

しかしそうなると肺胞内に水分がたまりだして、空気のあるスペース
が狭くなり、酸素の受け渡しに支障が出始めます。

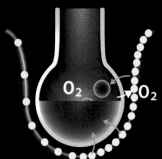

心不全さらに悪化

さらに心不全が増悪すると血流のうっ滞が強くなります。
ますます水分成分が肺胞へ移動し、より多くの水分がたまります。
そうなるとますます酸素の受け渡しができなくなり、酸素濃度の低い
血液が心臓へと流れて行ってしまいます。

＊　正確には肺胞間に存在する間質組織にまず血中水分成分が移動し、心不全の趨勢が
　　強いとやがて肺胞にも水分が侵入してきます。

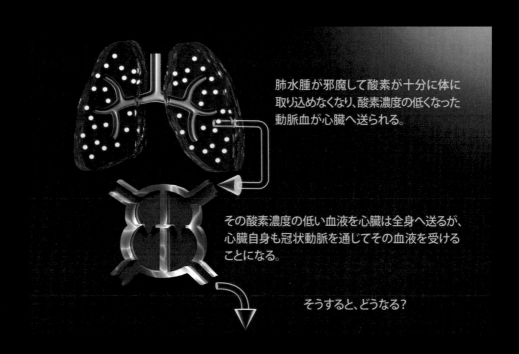

肺水腫が邪魔して酸素が十分に体に
取り込めなくなり、酸素濃度の低くなった
動脈血が心臓へ送られる。

その酸素濃度の低い血液を心臓は全身へ送るが、
心臓自身も冠状動脈を通じてその血液を受ける
ことになる。

そうすると、どうなる？

心臓は鼓動しており、それだけたくさんの酸素を必要とする臓器です。呼吸から取り込む酸素が少なくなれば
心臓はへばっていきます。

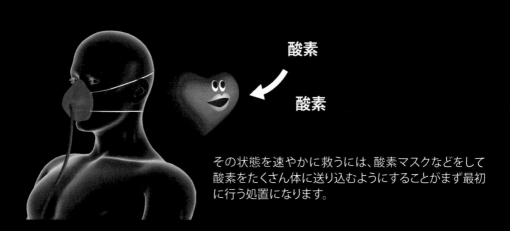

酸素

酸素

その状態を速やかに救うには、酸素マスクなどをして
酸素をたくさん体に送り込むようにすることがまず最初
に行う処置になります。

次に心臓と肺と酸素の関係の中で、心不全が負のスパイラルに陥っていく過程を経時的に示します。

ますます肺水腫が増悪

ますます血中酸素濃度低下

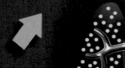

ますます肺うっ血
が強まる

ますます駆出力低下

O_2

負のスパイラルへ

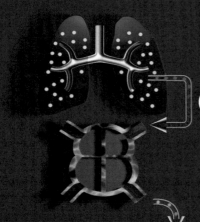

O_2 肺水腫が増悪すると酸素取り込みは
より一層低下し、駆出力は一段と低下

うっ滞を緩和するために、肺に血液の
水分成分が移動し、肺水腫さらに増悪

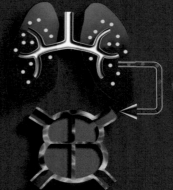

O_2

駆出力が低下し、血流が先に進んでくれないので
後ろはつかえてさらにうっ滞する

心不全　負のスパイラル

＊左心室から出る矢印は駆出力の大きさを表します。
O₂ の文字の大きさは動脈血を流れる酸素量の多さを表します。

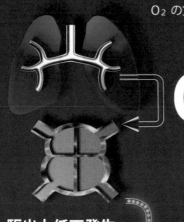

O_2

肺静脈のうっ滞により
肺水腫が出現しだす

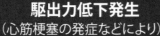

駆出力低下発生
（心筋梗塞の発症などにより）

O_2

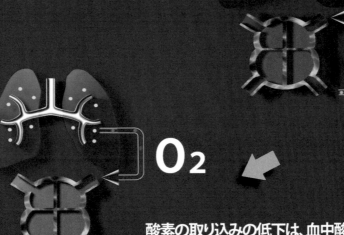

O_2

酸素の取り込みの低下は、血中酸素濃度の低下
を招いて心臓がへばり、さらに駆出力低下

＊　心臓がへばるという状態を心筋代謝における生化学的側面からごく簡潔に補足説明しておきます。通常の心臓では心筋細胞内のミトコンドリアで、主に脂肪酸や糖質をエネルギー源とするTCAサイクルによって産生されたATP（アデノシン三リン酸）がエネルギーとして利用されます。酸素不足に陥るとTCAサイクルは変調し、ATPの産生減少となり、これは心筋内の蛋白や電解質の代謝、膜面イオン環境（カルシウムイオンなど）の変化をもたらし、これらが心筋の収縮力を低下させていくことになります。

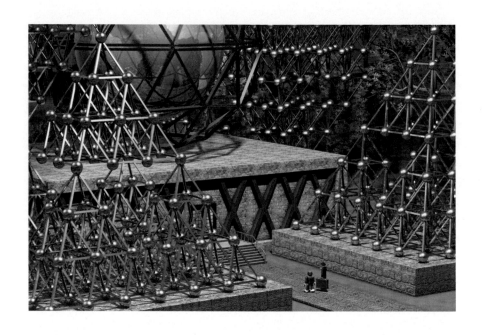

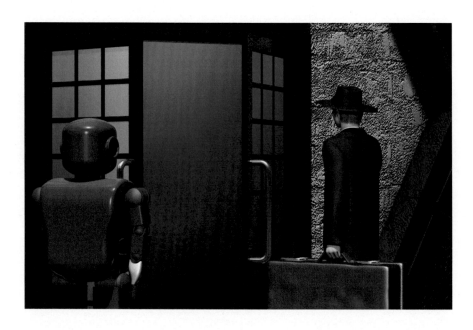

負のスパイラルを断ち切るための最初の処置

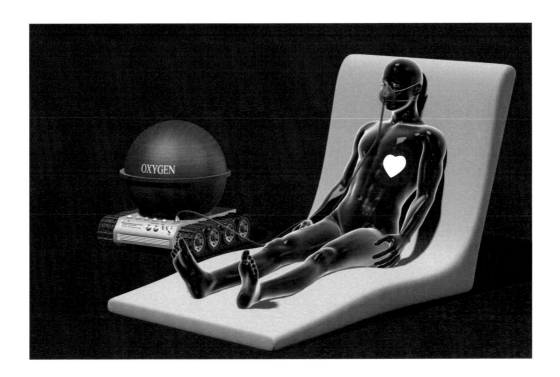

心不全が負のスパイラルに陥ると自力での回復はまず無理で、速やかな処置と治療が必要になります。
その際、真っ先に行うべき処置は酸素投与とファーラー位の処置です。
酸素投与は酸素マスクなどを装着して、酸素を体に送り込み血液中の酸素濃度を上げる目的で行います。

ファーラー位とは上半身を起こして、座っているような状態の姿勢をいいます。

心不全が発生し呼吸が苦しくなってきた時には、上半身を起こした状態にすると呼吸が楽になります。
患者本人は誰に言われるまでもなく自ら起きて座ってる姿勢（起座位）を既にとっていることが多いのです。
その方が楽だということを理屈ではなく、体が自然と理解しているからです。

では何故、ファーラー位（または起座位）では呼吸が楽になるのでしょうか？

＊ ファーラー位はベッドの頭部を45～60度挙上し、そこにもたれかかった姿勢ですが、いかなる時も厳密にこの角度を維持するわけ
　ではありません。心不全の病態の程度に合わせて、さらに起座位近くまで挙上することもよくあります。

ファーラー位が心臓の負担を軽減するメカニズム

血液が流れる血管を水道管に例えて、その水道管の蛇口から水が出て下にあるバケツにたまるとします。
蛇口から出る水は血液を表し、バケツは心臓を表すものと思ってください。

まず水平にあおむけに寝た場合(フラットに寝る＝仰臥位)から説明します。

フラットに寝た場合は上半身、下半身から心臓へ還ってくる血流は水平方向へ流れるので、垂直方向へ働く
重力の影響とは直接拮抗せずに心臓まで還ってきます。
蛇口からはたくさんの水がほとばしり出て、下にあるバケツに水がたくさんたまります (バケツ水量 A)。

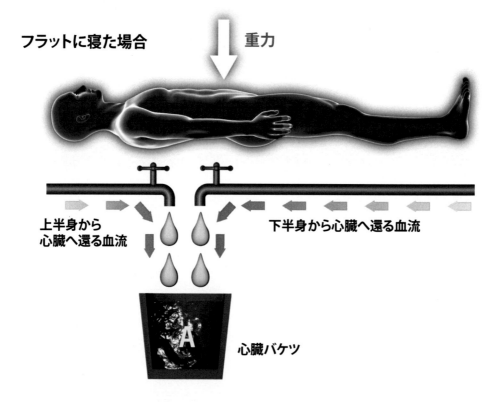

姿勢だけでそんなに心臓の負担が増すのかと思われるかもしれませんが、座位でいた心不全患者をフラット
に寝かしただけで致死性不整脈を誘発し、心停止にいたることもあるのです。

一方、ファーラー位では下半身から心臓へ還る血流は上の方へ昇って行かなければならないので、これは
重力の影響にぶつかります。鯉の滝登りのように重力の影響に打ち勝って昇っていかなければならないので、
心臓に到達する血流量は抵抗を受けた分だけ減ります。
右ページで示したように、心臓バケツに入る水量Bはフラットに寝た場合の水量Aより少なくなります。

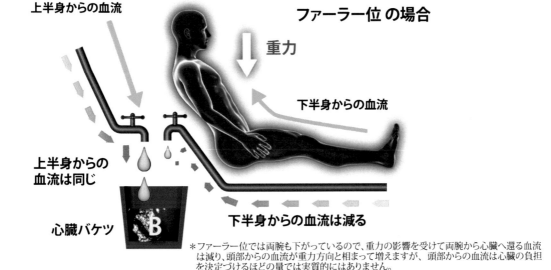

ファーラー位 の場合

上半身からの血流

重力

下半身からの血流

上半身からの
血流は同じ

心臓バケツ

下半身からの血流は減る

*ファーラー位では両腕も下がっているので、重力の影響を受けて両腕から心臓へ還る血流
は減り、頭部からの血流が重力方向と相まって増えますが、頭部からの血流は心臓の負担
を決定づけるほどの量では実質的にはありません。

バケツに入った水量を心臓が動かすのですから、多い水量ほど心臓に負担がかかります。
下絵はバケツAとBをはーと君達が持ち上げていますが、バケツ A の方が水量が多いので重くなり、持ち上げ
るのは負担がより大きいです。

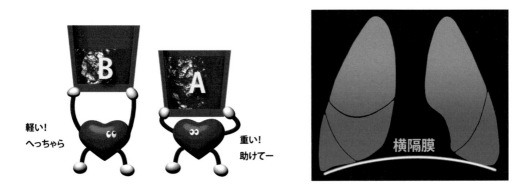

軽い！
へっちゃら

重い！
助けてー

横隔膜

この心臓への還流変化の他に、肺自体の影響も関わります。
胸部臓器と腹部臓器を隔てる横隔膜がフラットに寝た場合では挙上し、そのことで肺の機能的残気量が減少
し、酸素の取り込み容量が低下します。つまりフラットに寝た状態では肺に空気がたくさん入らないのです。
このような理由から心不全時にはファーラー位をとらせ、少しでも心臓の容量負担を減らし、肺へ少しでも多く
空気が入るようにして、その中の酸素の取り込み効率を上げることが良いのです。
最も簡単な処置であり、迅速にするべきことです。

*　ファーラー位は心臓を包む膜の中に血液や水分成分が大量にたまる心タンポナーデという状態では、静脈灌流の低下が右心室の心拍出量低下を招き、
　　それが左心系の低心拍出へとつながると、逆に病態が悪化する危険性もあり注意が必要です。

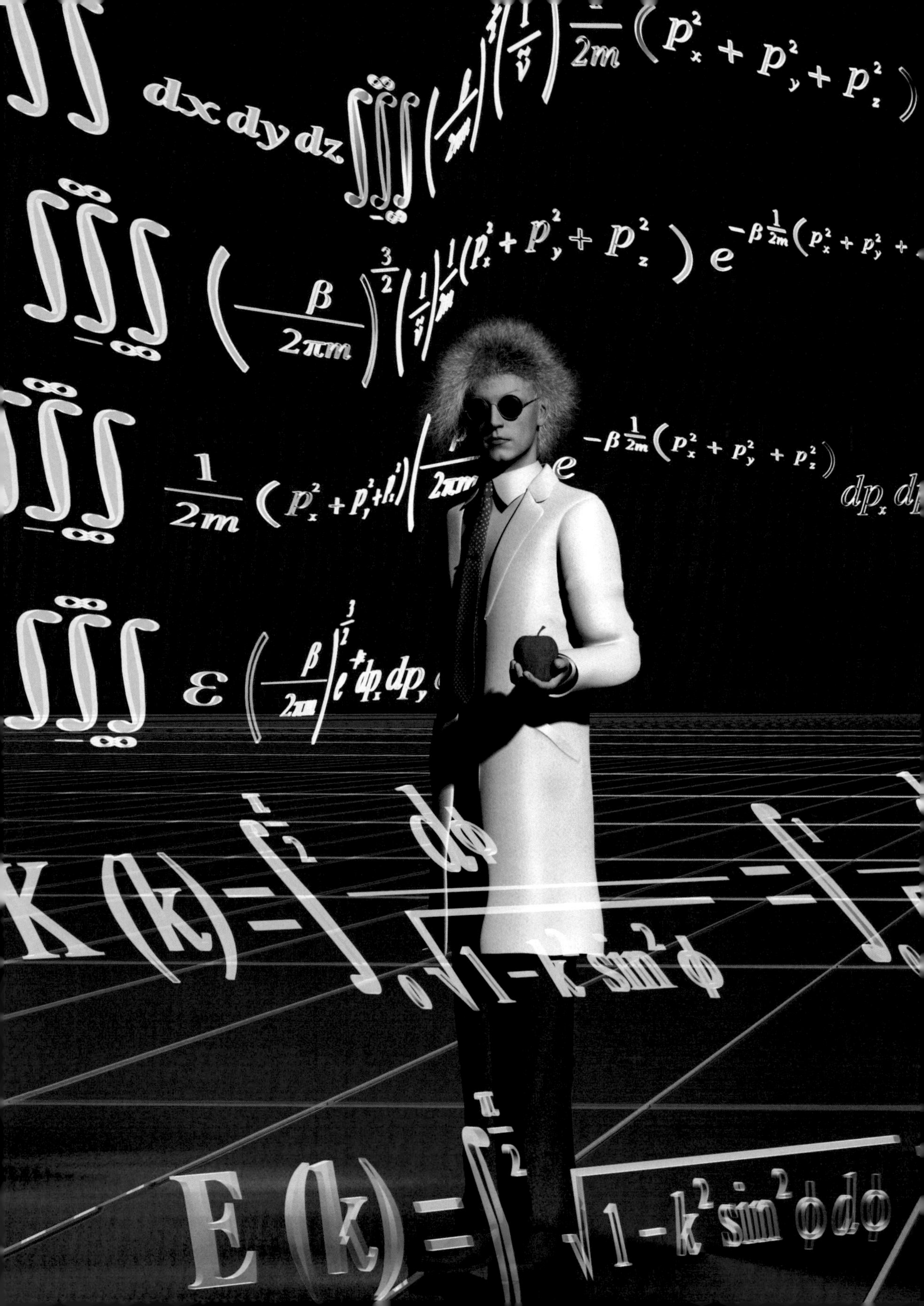
dx dy dz
2m
2πm
e
dpx
K(k)=
dφ
1-k² sin² φ
E(k)=
1-k² sin² φ dφ

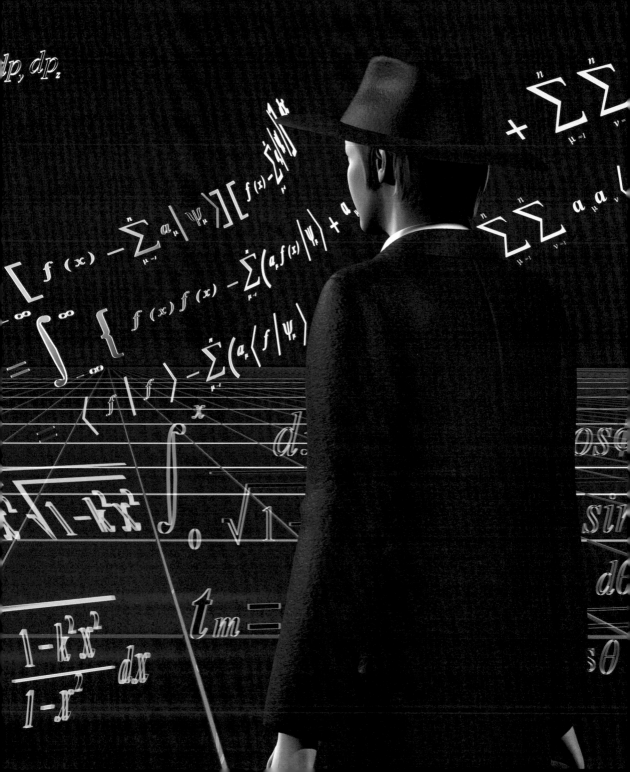

心不全の基本的な病態メカニズムは理解できたでしょうか。
次は心不全の治療の話へと進みます。

■ ■ ■

1）　原因疾患の治療（手術治療を含む）
2）　薬物による心不全の病態コントロール

上記が二本柱です。心不全の治療は原因となっている原因疾患の治療が基本となりますが、同時に併行
して薬物による心不全の病態のコントロールが通常行われます。それをドライブで例えてみましょう。

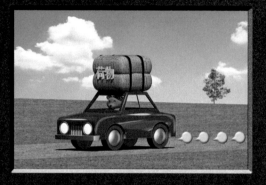

屋根に荷物を積んだ車が調子よく走っています。

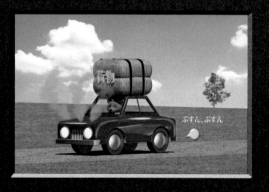

エンジン（心臓）が故障して回転数が上がらず、
馬力が落ちてしまい、ノロノロしか進まなくなり
ました。(心筋梗塞などの原因疾患の発生)

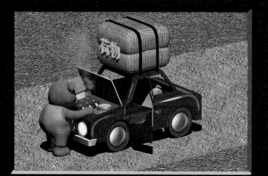

そこで車を降りてエンジンの様子を見て、故障
した所を修理することにしました。

これが心不全の原因となっている原因疾患の
治療に相当します。

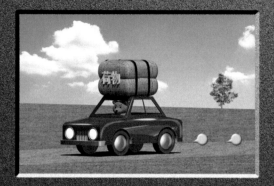

故障したエンジンはできる限りの修理はしましたが、以前のような馬力は出ず、いまひとつスピードが出ません。

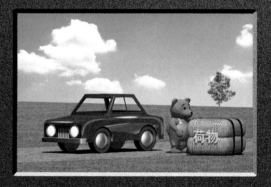

そこで屋根の上の荷物を降ろして、車を身軽にすることにしました。

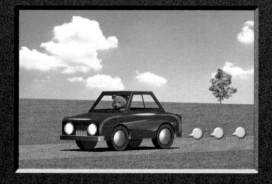

故障する前のスピードではないものの、そこそこ快適に進むようになりました。

このように機能の落ちたエンジン（心臓）に対応して、車周りの負担（例えば、高血圧、体内の過剰な水分貯留、神経体液性因子＊のバランス不均衡など）を減らしたり、調整したりしてなんとかそれなりにやっていけるようにするのが薬物による心不全の病態コントロールになります。

＊ 神経体液性因子とは耳慣れない言葉ですが、内分泌物質、ホルモン物質などとおおよそ同義です。詳しくは後述します。

＊ 心不全の原因疾患や病態によっては先に薬物による病態コントロールを行い、頃合いを見計らって原因疾患の治療が行われることも多いです。

心不全の原因疾患の治療はどう行われるか

■■■

心不全の原因となる疾患に対する治療をここで簡単に説明しておきます。

1) 心筋梗塞

　心臓を栄養している血管である冠状動脈は、大動脈の根元部分から分岐し、心臓を包み込むように走っています。その冠状動脈の内腔が動脈硬化により、ある程度以上細く狭くなると、労作時などに胸痛や胸の圧迫感が出現するようになります。これを労作性狭心症といいます。

　この動脈硬化病変部分の中にある脂肪の塊が破裂すると、それを修復しようとして血栓が形成されます。これは指にけがをして出血した時に、かさぶたができて血が止まるのと同様のメカニズムです。しかしその血栓が動脈硬化の間に挟まって形成されると血流が遮断され、それより下へは血液が行かなくなります。上流の川がせき止められると下流の田んぼが干上がるように、その血管の支配領域の心筋は血液が来ないので壊死していきます。これが急性心筋梗塞です。

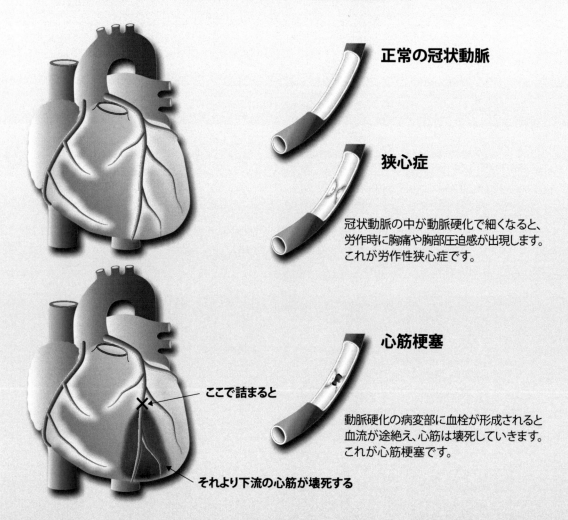

正常の冠状動脈

狭心症

冠状動脈の中が動脈硬化で細くなると、労作時に胸痛や胸部圧迫感が出現します。これが労作性狭心症です。

心筋梗塞

ここで詰まると

それより下流の心筋が壊死する

動脈硬化の病変部に血栓が形成されると血流が途絶え、心筋は壊死していきます。これが心筋梗塞です。

急性心筋梗塞の治療は、血流を遮断した原因の血栓を除去し、血流を再開させることです。心筋梗塞の発症から血流再開までの時間をいかに短くするかが至上命題となります。梗塞は心筋の内側（心内膜側）から始まり、時間が経つにつれ心筋の外側へと進んで行き梗塞範囲は大きくなっていくので、血流再開が早ければそれだけ梗塞範囲も小さくて済むというわけです。しかし、血流再開が早くても必ずしも良い結果が得られないこともあり（no reflow現象の発生）、それについては各論編「虚血性心疾患・心筋梗塞」で詳しく解説します。血栓を除去するには大きく二通りの方法があります。

1)　心臓カテーテル治療・経皮的冠動脈形成術（俗に風船療法と呼ばれています）＊1
2)　血栓溶解薬療法

経皮的冠動脈形成術の経皮的とは、皮膚の上から治療にアプローチするという意味で、点滴の延長のようなものです。点滴する時は皮膚の上から穿刺針を使って柔らかいチューブを血管の中に入れますが、その手法でカテーテルと呼ばれる細い管を血管の中に入れ、心臓まで到達させ、冠状動脈の入り口にあてがいます。そのカテーテルの中にさらに別のカテーテルを入れ、掃除機のように血栓を吸引します＊2。血栓が除去されたら血流が再開しますので、最初の治療目標は達成します。このあとは状況に応じて先端に風船のついたカテーテルを使って、動脈硬化病変を風船で押しつぶして拡げるか、ステントと呼ばれる金属の網目状の短い管を風船で押し拡げて、血管内腔を拡げ支える治療が選択されます。

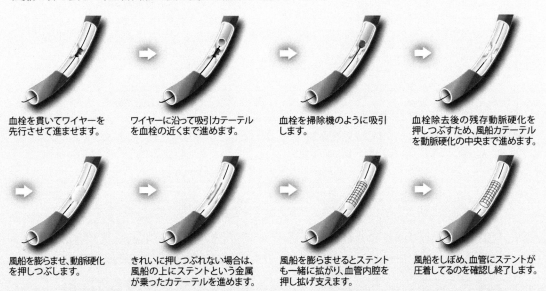

血栓を貫いてワイヤーを先行させて進ませます。

ワイヤーに沿って吸引カテーテルを血栓の近くまで進めます。

血栓を掃除機のように吸引します。

血栓除去後の残存動脈硬化を押しつぶすため、風船カテーテルを動脈硬化の中央まで進めます。

風船を膨らませ、動脈硬化を押しつぶします。

きれいに押しつぶれない場合は、風船の上にステントという金属が乗ったカテーテルを進めます。

風船を膨らませるとステントも一緒に拡がり、血管内腔を押し拡げ支えます。

風船をしぼめ、血管にステントが圧着してるのを確認し終了します。

血栓溶解療法は血栓溶解薬（t-PA製剤）という注射薬を投与する治療です。血栓溶解薬で血栓が溶ける割合は70％前後程度で全例で必ず溶けるわけではありません。点滴を取ったら直ちに治療が開始できるので首尾良く溶ければ発症から血流再開までの時間を短縮でき、それだけ心筋梗塞の範囲も小さくできる可能性があります。

また、開胸手術が選択される場合もあります。これは経皮的冠動脈形成術や血栓溶解療法が選択できない事情がある例に限られます。一般に心臓バイパス手術といわれ、胸の中にある動脈（内胸動脈）を冠状動脈へつながるようにしたり、脚（大腿静脈）や前腕（橈骨動脈）などの自分の血管を取ってきて、それで大動脈と冠状動脈をつなぐことが通常行われます。

＊1　経皮的冠動脈インターベンション（Percutaneous Coronary Intervention：PCI）とも呼ばれます。インターベンションとは一般には聞き慣れない言葉ですが直訳では「介入、介在」という意味で、「治療、療法」的な意味合いで使用されます。
＊2　吸引カテーテルによる血栓の吸引はかならず施行されるものではなく、状況により選択されます。

2) 心臓弁膜症

　　心臓には四つの弁があり、開いた時に血流を通過させ、閉じたら通過させた血流が逆流しないようにするのが役目ですが、この弁に機能障害があるものを心臓弁膜症といいます。
　　心臓弁膜症には閉鎖不全症と狭窄症、およびその両方ともある病態に分かれます。

　　閉鎖不全症でも狭窄症でも、心不全にまで発展するのは相当進行した病態で、最終的には手術療法（カテーテル手術を含む）に行き着きます。弁に形成術を施すか、人工弁に取り替えるかです。
　　ただ手術は最終的手段として、それまでに心臓の負担を減らす目的の薬物療法で経過観察がなされます。例えば大動脈弁閉鎖不全症の場合、適切な血圧管理は重要です。血圧が高いとそれだけ血液を心臓へ押し戻す力が強いということなので、逆流量が増えてしまうのです。

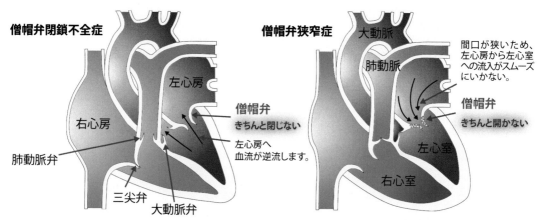

僧帽弁閉鎖不全症

右心房　左心房　僧帽弁 きちんと閉じない　左心房へ血流が逆流します。　肺動脈弁　三尖弁　大動脈弁

僧帽弁がきちんと閉じないため、大動脈方向へのみ行ってほしい血流が、左心房へ逆流します。

僧帽弁狭窄症

大動脈　肺動脈　間口が狭いため、左心房から左心室への流入がスムーズにいかない。　僧帽弁 きちんと開かない　左心室　右心室

僧帽弁がきちんと開かないため、左心房から左心室への血流が流れにくくなります。

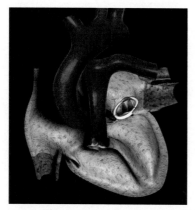

逆流症も狭窄症も病状が進行すれば最終的には手術となります。術式は病態に応じて選択されますが、弁を機械弁や生体弁などの人工弁に替えることがよく行われます。

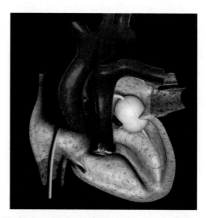

狭窄症の場合は風船カテーテルを弁まで進めて、そこで風船を膨らませて鈍的に押し拡げる経皮的な手術療法も行われます。

3) 高血圧性心臓病

血圧が高いために心臓に負担がかかっている病態ですので、まず血圧が高くならないように薬物でコントロールします。(P.87～89に出てくる後負荷と関連しています)

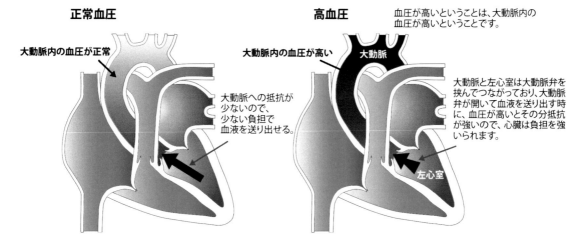

正常血圧

大動脈内の血圧が正常

大動脈への抵抗が少ないので、少ない負担で血液を送り出せる。

高血圧

血圧が高いということは、大動脈内の血圧が高いということです。

大動脈内の血圧が高い

大動脈

大動脈と左心室は大動脈弁を挟んでつながっており、大動脈弁が開いて血液を送り出す時に、血圧が高いとその分抵抗が強いので、心臓は負担を強いられます。

左心室

血圧が高くなければ、左心室も少ない抵抗で血液を送り出せるので、負担が少なくて済みます。

血圧が高いと、それに打ち勝って左心室は血液を送り出さなければいけないので、心臓に負担がかかります。

高血圧に対して心臓が打ち負けてしまう場合があります。これを後負荷不適合といい、有効な血液の送り出しができない影響は左心房～肺静脈へと波及し、肺うっ血を伴う急性心不全となります。

4) 心筋症、心筋炎

主に心不全の病態コントロールのための薬物療法が主体となります。重症の場合、機能の衰えた心筋を切り取って残りの部分を縫合する心臓外科手術や、左心室を挟むように電極リードを配置して、電気刺激で心臓を働かせようとするペースメーカー植え込み治療(心臓再同期療法)などもあります。しかし、これらはすべての症例で顕著な効果があるというものでもありません。現在は心臓移植が最後の手段ですが、将来的には遺伝子治療、再生医療による治療が主体となるでしょう。

5) 不整脈、全身性疾患、薬剤性

不整脈のうち脈が極端に遅くなる徐脈性不整脈の場合は、ペースメーカーという機械を体に埋め込む場合があります。脈が速くなる頻脈性不整脈の場合は頻脈にならないように薬で調整したり、先端から高周波が出せるカテーテルを使って頻脈となる電気の通り道を遮断したり、電気の発火点を焼灼するカテーテルアブレーション治療が有効な場合もあります。

全身性疾患によるものは原因疾患の治療を優先しつつ、心不全の方は病態に応じて薬物コントロールとなります。

薬剤性のものは原因疾患の病態によりますが、原則はその原因となっている薬物の中止か、減量となります。

急性心不全の治療は心不全の分類のもとに行われる

■ ■ ■

心不全の治療は一律に同じ治療が行われるのではなく、病態に応じて治療法が選択されます。特に急性心不全ではその病態を把握するにあたりフォレスター分類がよく使用されます。

フォレスター分類とは、肺動脈楔入圧(＊1)と心係数(＊2)の二つの実測値を用いて四つの領域に分けて、どの領域に該当するかで心不全の病態を判断するものです。
肺動脈楔入圧と心拍出量は、サーモダイリューションカテーテル(＊3)という管を用いることで実測できます。この管は先端に風船が付いており、冷水注入孔と温度感知センサーが内臓されているのが特徴です。
この管を大静脈→右心房→右心室→肺動脈→肺動脈が枝分かれした少し先の部分まで進めて、そこで手元の空気注入器で先端に付いた風船を膨らませて肺動脈楔入圧を測定します。心拍出量は冷水を5〜10mℓ注入し、右心房で開口した孔から出て右心室から拍出されるのを温度センサーが感知して測定します。

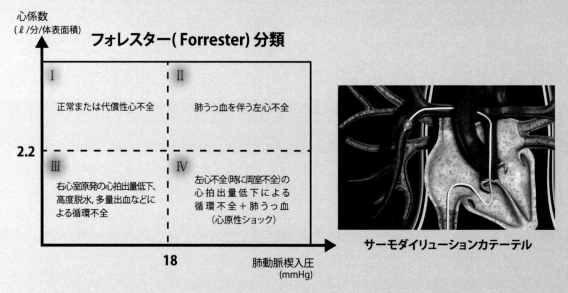

心係数
(ℓ/分/体表面積)

フォレスター(Forrester)分類

I
正常または代償性心不全

II
肺うっ血を伴う左心不全

2.2

III
右心室原発の心拍出量低下、高度脱水、多量出血などによる循環不全

IV
左心不全(時に両室不全)の心拍出量低下による循環不全＋肺うっ血
(心原性ショック)

18

肺動脈楔入圧
(mmHg)

サーモダイリューションカテーテル

肺動脈楔入圧は18(mmHg)を、心係数は 2.2(ℓ/min/㎡)を境にそれぞれ上下に分かれます。
例えば肺動脈楔入圧が24で、心係数が1.9であった場合はフォレスターIV系に属します。

心拍出量を体表面積で割るというのは、各人の体格に合わせて心拍出量を補正するということです。
例えば心拍出量が4.2ℓ/分の実測値であったとして、これが身長190cm、体重100kg(体表面積=2.2)の壮年男性のものと、身長144cm、体重38kg(体表面積=1.2)の高齢女性のものでは意味合いが全く違ってきます。
各々の体表面積で割ると1.9と3.5になり、男性の方は心拍出量が実は低下していることになります。
心係数が低いとよくないのは理解できると思いますが、肺動脈楔入圧は高いのがよくないのです。
それについては後述しますが(＊4)、その前にこの「肺動脈楔入圧」とは一体何なのでしょうか?

＊1：肺動脈楔入圧の読み方はせつにゅうあつ、きつにゅうあつ、けつにゅうあつなどあります。「楔」の音読みは10種類程あります。
＊2：心係数とは心拍出量を体表面積(身長と体重から算出される)で割ったものです。
＊3：サーモダイリューション(Thermo dilution)とは熱希釈と訳され、血液に冷水を注入し、その温度変化から心臓が送り出す血液量を測定します。一般には開発者の名をとったスワン・ガンツカテーテルとしてよく知られています。
＊4：肺動脈楔入圧は高いのがよくないことの説明はP.86の心機能を規定する因子・前負荷のところで説明します。

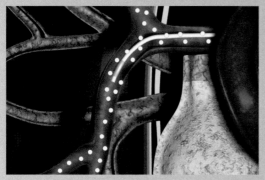

サーモダイリューションカテーテルは先端に風船が
付いており、しぼんだ状態では血流は正常に流れます。

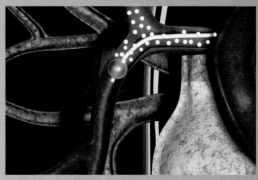

風船を膨らませると血流が遮断されます。
風船より先に管の先端があるので、血流の影響を
排除したその向こう側の状態を知ることができます。
これが肺動脈楔入圧です。

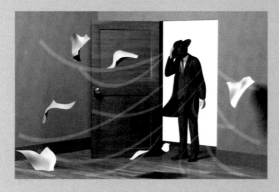

暴風雨の日に扉を開けたら風が吹き込み、部屋の
中のモノが舞い散らかって中の様子がよくわかり
ません。

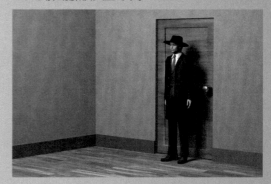

扉を閉めると風が遮断され、部屋の中の様子がよく
わかります。これと同じような理屈です。

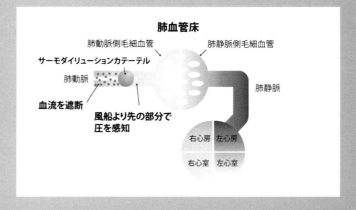

風船を膨らませて血流を遮断したその向こう側にあるもの、それは左心系の状態です。
肺動脈楔入圧は、肺静脈圧≒左心房圧≒左心室拡張末期圧とおおよそイコールの関係にあります。
(ただし、肺高血圧をもたらす肺疾患や肺血管の病気および僧帽弁狭窄症がない場合にこの関係が成り立ちます)

心不全の薬物治療

■ ■ ■

心不全の病態をコントロールするための薬物治療について説明します。
心不全の薬物治療といっても、急性期（急性心不全および慢性心不全の急性増悪）と慢性期では治療形態
が幾分異なります。

1) 急性期：入院をして、点滴薬による治療で破綻した循環動態を回復させることが主体となります。
2) 慢性期：外来で、内服薬による病態安定化を維持することが主体となります。

急性期と慢性期の薬物治療をそれぞれ解説していきましょう。まずは急性心不全から。

急性心不全 （新規発症および慢性心不全の急性増悪）の治療薬

　　1) 強心薬

　　2) 血管拡張薬

　　3) 利尿薬

急性心不全の治療は通常、上記の3種類のうち1～3種類を組み合わせて治療します。
上記の薬は内服薬もありますが、即効性があり作用力価も強い点滴薬が使用されます。

心不全の病態の重症度にもよりますが、軽症ですと早期の利尿薬投与のみで改善する場合もあれば、
血管拡張薬と利尿薬の2種類が必要な場合もあります。強心薬を使わないと循環動態を維持できない
場合は中等～重症心不全の場合です。

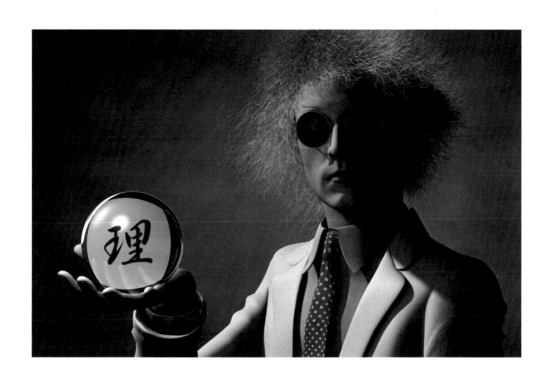

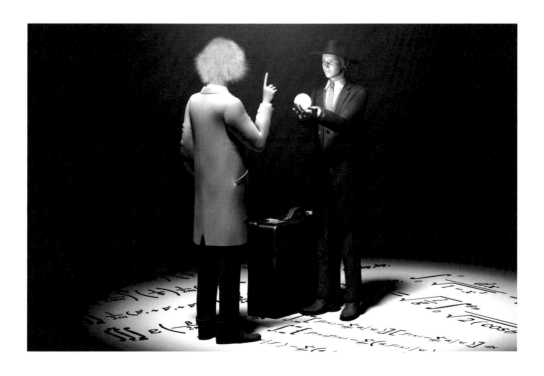

1） 強心薬

■■■

急性心不全の治療薬のうち、まず強心薬について説明しますが、このページは医療従事者以外の方には全く不必要な項目なので読まなくても結構ですので、飛ばしてください。ただし、次のページのロバの説明は頭に入れておいてください。

急性心不全の治療に使用する強心薬は、通常はカテコラミン（Cathecolamine）系薬剤と呼ばれるものです。以下の3種類が代表的です。病態や重症度にもよりますがドーパミンかドブタミンがまず最初に使われることが多く、ノルアドレナリンは非常に強力な効果があり、重症心不全または重篤な循環不全に使用される薬剤です。

カテコラミン系薬剤
- ドーパミン 　　　　（Dopamine）
- ドブタミン 　　　　（Dobutamine）
- ノルアドレナリン （Noradrenaline）

上記3種の強心薬はそれぞれ効能が違い、心不全の病態に応じて適材適所に使い分けます。
それぞれについてごく簡単に解説しておきます。（他にも強心薬はありますが、成書を参照ください）

ドーパミン
病態にもよりますが2〜5μg/kg/分 程度から開始し、状態に改善がなければ投与量を増やしていきます。低容量（2μg/kg/分以下）なら腎血流が増えることによる利尿作用があります。
中容量（2〜10μg/kg/分）では心筋収縮力増強、心拍数増加、血管収縮作用などの効果が出ます。

ドブタミン
これもドーパミンと同程度の投与量から始め、状態に応じ漸増します。ドブタミンの特徴は心拍数上昇作用が少ないこと、心筋収縮力増強作用が強いことです。末梢血管収縮作用は弱く、血圧の上昇も軽度であるため、心臓超音波検査などでの薬物負荷テストにもよく使用されます。

ノルアドレナリン
末梢血管収縮作用が特に強いので昇圧作用が強く、循環不全による血圧低下に対して昇圧目的で使用します。重症感染症による敗血症性ショック＊では第一選択に推奨されています。重症心不全にもよく使用されます。心原性ショック＊には末梢血管抵抗を増やす作用があることに留意して使用する必要があります。

次項では強心薬の効果をロバに例えてわかりやすく説明します。

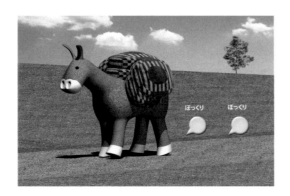

のんびり歩いているロバを、、、

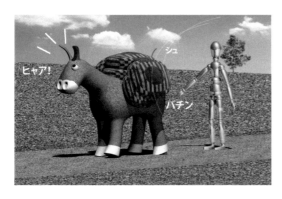

おしりから叩くと、、、

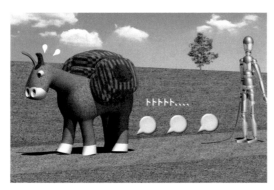

ロバは慌てて速く歩き出します。

強心薬は言わば、心臓に鞭打って
働かせる薬なのです。

＊ 敗血症性ショック
敗血症(sepsis)は感染症に対する制御不能な宿主反応が原因の重篤な臓器障害をいいます。
わかりやすく言うと、当初は局所的であった感染症が血液を介して全身に広がり、それに応答すべき体の抵抗反応までが制御不能な状態に
陥り、生命に危険な状態にまでなったものです。細菌が血液に侵入したものは菌血症(bacteremia)と呼ばれ、敗血症とは区別されます。
勿論、菌血症から敗血症へ進展することも多いです。
敗血症性ショックとは重篤な循環、細胞、代謝の異常を有する敗血症の一形態をいいます。血圧は低下しているが、末梢血管は拡張している
ので皮膚温が暖かいことからWarm shockと呼ばれています。これは敗血症性ショックの初期に見られます。

＊ 心原性ショック
心臓が原因で組織の酸素需要と供給のバランスが破綻した急性循環不全で、急性心筋梗塞、劇症型心筋炎などが代表格です。
心臓の拍出量の低下が血圧の大きな低下へとつながった場合は、各臓器の臓器灌流圧も低下し、それにより各臓器に十分な血液量を供給
できなくなります。腎臓への影響は尿量の低下、脳への影響は意識障害、末梢血管では血管が収縮するため四肢の冷感などが出現します。
こちらは皮膚温の冷たいCold shockを呈します。

えをもう少し科学的に説明しましょう。前述のFrank-Starling曲線を使って説明します

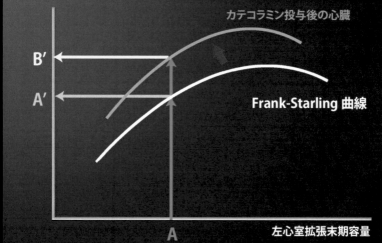

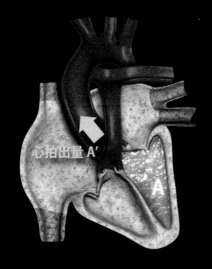

カテコラミン OFF

カテコラミン未投与の時の左心室拡張末期容量をAとし、
その時の心拍出量を A'とします。
心拍数はカテコラミン未投与時のものを基準と考えます。

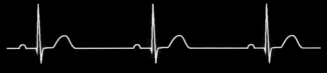

カテコラミン未投与時の心拍数

カテコラミン ON

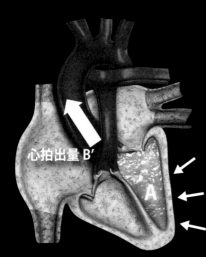

カテコラミン投与により同じ左心室拡張末期容量 A でも
陽性変力作用と心拍数増加により、心拍出量 B' は非投与時
の心拍出量 A' より多くなります。

心拍出量を増やして滞っている循環動態を改善方向へと
向かわせようというのが強心薬の役割です。

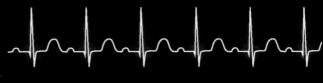

収縮力増加　　＋　　**心拍数増加**　　→　　**心拍出量増加**
（陽性変力作用）　　　　（陽性変時作用）

＊ 強心薬の注意点

強心薬は心臓に強い作用を及ぼす分、注意すべき副作用もあります。それは心室性不整脈を惹起させる催不整脈作用です。心室性不整脈は
致死性不整脈へとつながる可能性があり、強心薬を投与する時はそのことを常に念頭にいれて対応する必要があります。軽症〜中等症の急性
心不全なら強心薬を使わなくても、次に説明する血管拡張薬と利尿薬だけで改善する場合も多いのです。

重症の急性心不全であれば、ある程度の血圧を維持するために、強力な強心薬を高容量で使用せざるを得ない状況となる場合があります。
血圧を維持するために末梢血管を強力に締めつけるのですが、その際に最も困ることは腎臓の血管も強く締めつけるので、尿量が減少する
ことです。心不全では血管内水分は貯留傾向となるので（P.92-93 腎臓と心不全の関係参照）、余剰な水分を体外へ排出しないと循環動態が
改善しないので、ある程度の尿量を確保することが絶対必要なのです。高容量の強心薬や強力な作用の強心薬を使うと、血圧は維持できたが
尿が出ないというジレンマに陥るのです。

心機能を規定する因子

■ ■ ■

次は血管拡張薬の説明ですが、これを理解するには心機能を規定する因子について知っておく必要があります。心機能を規定する因子とはそのまま心不全を規定する因子のことでもあり、四つの因子があります。前負荷、後負荷、収縮力、心拍数から成ります。これらの因子が組み合わさって心機能が決定されます。特に前負荷と後負荷の概念をよく知っておいてください。

1) 前負荷 (pre load)

心室が収縮をする前に心室へかかる容量負荷のことですが、容量負荷は実測圧に反映されるので通常前負荷は肺静脈〜左心房〜左心室拡張末期の圧の値として捉えます。(左心室を中心に考えた場合)
肺に起因する肺高血圧や僧帽弁狭窄症の病態がなければ以下の関係が近似的に成り立ちます。

左心室拡張末期圧≒左心房圧≒肺静脈圧≒肺動脈拡張期圧≒肺動脈楔入圧

左心房圧と肺静脈圧が解剖学的構造上実測しにくいので、上記の式のうち左心室拡張末期圧か肺動脈拡張期圧か肺動脈楔入圧のどれかを測って前負荷の程度を知ることになります。
その程度ですが、フォレスター分類 で説明したように18mmHgが境目となります。
18mmHg未満なら正常域、18mmHg以上を超えてその数が大きいほど前負荷も大きくなります。

左心室拡張末期圧は動脈から挿入したカテーテルを左心室まで到達させて実測します。
肺動脈楔入圧と肺動脈拡張期圧は、前述したサーモダイリューションカテーテルで実測します。

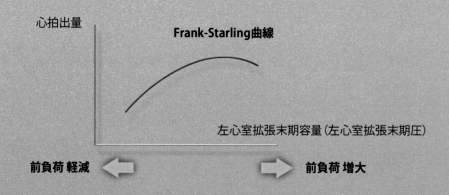

風船に入った水の容量が多ければ、それだけ風船内部のゴムを押す圧力も強くなります。つまり圧力は内部容量に比例するので、左心室拡張末期圧は左心室拡張末期容量に比例します。＊
前述のFrank-Starling曲線で横軸の左心室拡張末期容量が大きいほど左心室は膨れるので、それだけ内圧が高くなり、前負荷が増えることになります。

肺静脈から左心室までは閉鎖回路なので、この経路の容量が増えて圧が上がり前負荷が増えると、そのしわ寄せは肺に及び、急性に前負荷が増大した時は肺水腫となって容量を逃そうとします。

＊　左心室内圧と左心室容積の関係はある程度の左心室容積まではゆるやかな比例関係となり、それ以上容積が増えると左心室内圧は急上昇します。

2) 後負荷（after load）

心室が収縮している時、つまり血液を拍出中に心室が受ける負荷のことで、心室から出た後の経路に存在している負荷のことです。左心室で考えると大動脈圧が、右心室では肺動脈圧がこれに該当します。左心室が収縮し血液を拍出する時は大動脈圧の抵抗に打ち勝って送り出さなければならず、当然大動脈圧が高いほど心臓にかかる負荷が大きい、つまり後負荷が大きいことになります。
大動脈圧は普段測る血圧と同じ値です。高血圧は後負荷が高く、心臓に負担をかけているのです。

$$血圧（平均血圧）＝ 心拍出量 × 末梢血管抵抗$$

血圧は上記の式で算出できますが、末梢血管抵抗とは末梢血管内（細動脈）の血液の流れに対する抵抗のことで、動脈硬化で血管が細くあるいは硬く弾力性が落ちると末梢血管抵抗は高くなります。

3) 収縮力（contractility）

心室が収縮した時にどれだけ血液を送り出せる能力があるか、すなわち心室がどれだけ十分に拍動しているかということです。左心室駆出率（Ejection Fraction、P.38〜39参照）で通常表します。
50%程度を境にこれ以上の値であれば正常収縮、この値未満であれば収縮能低下となり、この値が低いほど心機能が悪いということになります。

4) 心拍数（heart rate）

心臓が1分間に拍動する回数のことで通常は毎分60〜80回程度です。以下の式が成り立ち、一回拍出量が同じなら心拍数が多くなれば心拍出量は多くなる理屈です。しかし心拍数は多すぎてもよくありません。動きが速すぎて心室へ血液が十分に充てんできなくなり、心室拡張期容量が減り、一回拍出量が低下します。そして心拍出量が増えるどころか循環動態が破綻することもあります。

$$心拍出量 ＝ 一回拍出量（心室拡張期容量 － 心室収縮期容量） × 心拍数$$

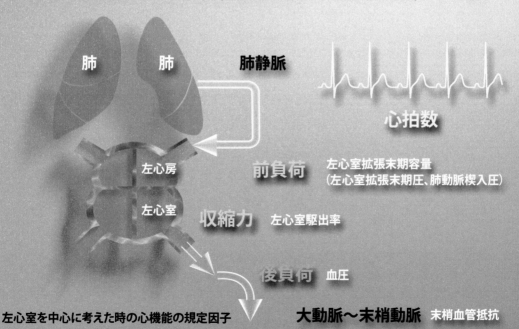

肺　肺　肺静脈

心拍数

左心房

前負荷　左心室拡張末期容量
（左心室拡張末期圧、肺動脈楔入圧）

左心室

収縮力　左心室駆出率

後負荷　血圧

左心室を中心に考えた時の心機能の規定因子　**大動脈〜末梢動脈**　末梢血管抵抗

2） 血管拡張薬

前負荷と後負荷の概念を理解されたところで、次に血管拡張薬の説明をします。

カテコラミンは心筋収縮力の増強および心拍数の増加により心拍出量を増やすことを目的としています。
血管拡張薬は前負荷と後負荷を軽減させて、心臓の負担を減らすことを目的に使用されます。

血管拡張薬はどうして前負荷と高負荷の軽減につながるのかを、また渋滞のハイウェイで説明しましょう。
ここでは急性心不全に使用されることの多い硝酸薬（ニトログリセリン系薬剤）を例に取ります。

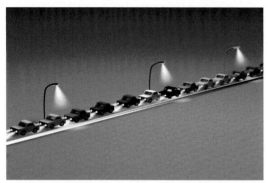

一本道の一車線のハイウェイでは、先頭の車が遅い
と後ろはつかえて渋滞します。

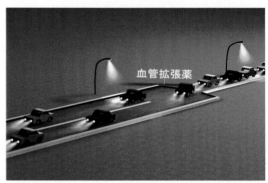

血管拡張薬を投与すると道幅が広くなり、二車線の
道となります。そうすると車の流れはスムーズになり、
渋滞が緩和されます。

硝酸薬は低容量では静脈系血管を拡張させるので肺静脈も拡張し、それにより前負荷が軽減するのです。
具体的にどうなるのかを下図で示します。

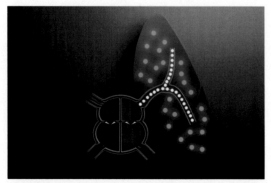

心不全では左心室へ入る前の経路が渋滞し、前負荷
が多くかかっている状態です。この状態を緩和しようと、
肺へ水分成分を逃がすので肺水腫となります。

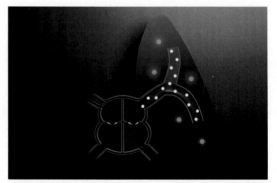

低容量の硝酸薬を投与すると肺静脈が拡張します。
上記例でいうと二車線の道になることにより前負荷が
軽減します。それに伴って肺水腫も軽減傾向へと向か
います。

（静脈は拡張性が高く、その分、血液を貯め込めるので、容量血管ともいいます）

硝酸薬を高容量で投与すると動脈系血管も拡張して血圧が下がり、後負荷も軽減します。後負荷が軽減するということは心臓から大動脈へ血液を駆出する際の抵抗が小さいということなので、心臓は負担が減ります。

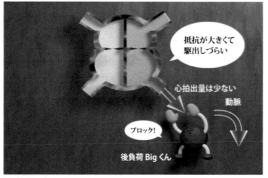

後負荷が大きい状態つまり、高血圧では圧による抵抗が大きいので心臓は血液を駆出しづらい。

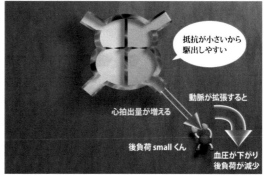

血管拡張薬で動脈を拡張させて血圧を適切に保つと、抵抗が減り心臓は血液を駆出しやすくなります。

急性心不全および慢性心不全急性増悪時によく使用される血管拡張薬（点滴薬）

1) 硝酸薬
低容量では静脈系血管を拡張させ、高容量では動脈系血管も拡張させます。

2) ANP製剤
利尿作用と血管拡張作用があるので前負荷と後負荷の両方を軽減します。さらに神経体液性因子にも作用し、急性心筋梗塞では心不全抑制効果（左心室リモデリング抑制＊）を期待して使用されます。

慢性心不全によく使用される血管拡張薬（内服薬）（心不全急性期であっても、病態が許せば早期の投与開始が推奨されています）

1) アンジオテンシン変換酵素阻害薬（通称はACE阻害薬）
血管拡張作用により後負荷を軽減し、神経体液性因子を調整することにより前負荷を軽減させます。他に心血管イベントの減少などの効果もあります。副作用として咳が出ることがあります。

2) アンジオテンシンII受容体拮抗薬（通称はARB）
心不全患者に対する臨床効果はACE阻害薬と比べてほぼ同等（正確には非劣性）という薬剤です。副作用としての咳は出現しにくいです。

3) β（ベータ）遮断薬
心拍数を減少させたり、心臓のエネルギー需要を減らすことにより、心臓の負担を減らす薬剤です。本来陰性変力作用の薬なので、急性期の重症例には基本的には使用しません。抗不整脈薬でもあるので、不整脈による突然死を減少させる効果があります。

＊　幾多あるβ遮断薬のどれもが心不全に全く同等の効果があるわけではなく、カルベジロールとビソプロロールが推奨されています。

＊上記以外にも血管拡張薬は多種あり、ここでは割愛しますが詳しくは成書を参照してください。
＊左心室リモデリングは各論編「虚血性心疾患・心筋梗塞」で詳しく解説します。

3） 利尿薬

利尿という言葉は聞き慣れないものでわかりにくいかと思いますが、尿を多く出させるという意味です。
利尿薬が心不全の治療において果たす役割について、バケツを使って説明しましょう。

心臓を出た大動脈はお腹のあたりで左右の腎動脈を分岐させて腎臓に血液を送っています。
血液を受け取った腎臓は老廃物などを尿として濾し出し、きれいな血液にしてまた血管に戻します。
腎臓で作られた尿は尿管を通って膀胱へ入り、体外へ排出されます。

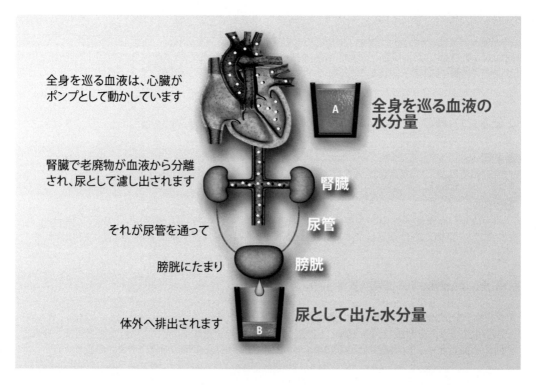

全身を巡る血液は、心臓が
ポンプとして動かしています

全身を巡る血液の
水分量

A

腎臓で老廃物が血液から分離
され、尿として濾し出されます

腎臓

それが尿管を通って

尿管

膀胱にたまり

膀胱

体外へ排出されます

B

尿として出た水分量

全身を巡る血液水分量 A とし、尿として出た水分量 B とします。A から B を引いた残りの血液水分量を C と
します。それぞれをバケツに全部入れたとしたら下図のようになります。

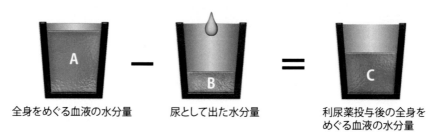

A
全身をめぐる血液の水分量

−

B
尿として出た水分量

=

C
利尿薬投与後の全身を
めぐる血液の水分量

利尿薬を投与して尿として出す量 B を増やせば、残りの血液水分量 C がそれだけ減ります。
利尿薬を投与する前の血液水分量 A と、利尿薬投与後の血液水分量 C をバケツに入れて下絵のような
輪転機で回すことにします。

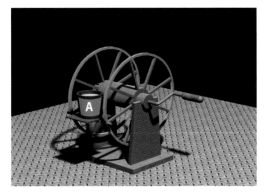 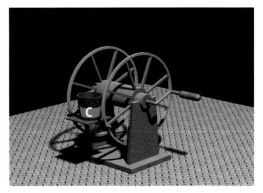

たくさん水が入っているバケツより、少ない水のバケツの方が軽くて回すのに負担が少ないです。
この輪転機が心臓そのものを表しており、利尿薬はこのような機序で心臓の負担を減らします。

* 利尿薬は全身をめぐる血液の水分量を減らすことで、左心系へ向かう水分量も減らし、前負荷を軽減させます。

利尿薬の種類

利尿薬は以下の 3 種類が代表的でよく使用され、それぞれ作用が若干違います。

1) サイアザイド利尿薬

利尿作用は穏やかで主に外来で内服投与されます。効果が強く、キレの良い薬剤が必ずしも良いと
いうわけではなく、症例によっては穏やかな効果の薬の方が調度良いという場合もあります。

2) ループ利尿薬

急性心不全での循環動態改善によく使用される薬剤で、即効性のある注射薬が使用されます。
利尿作用が強いので容量負荷軽減を目的に使用されます。内服薬もよく使用されますが、服薬中は血中
カリウムの値が下がらないかをよく注意する必要があります。

3) カリウム保持性利尿薬（ミネラルコルチコイド受容体拮抗薬・アルドステロン拮抗薬）

この利尿薬は慢性心不全に対して他の利尿薬とは違う効果があります。それは神経体液性因子に
影響を及ぼすホルモン療法的な効果です。ホルモン療法といえば乳癌や前立腺癌などによく使用
されますが、主体はあるホルモンに対して拮抗する作用がある薬剤を投与してその作用を抑え込み
ます。この利尿薬の場合はアルドステロンという神経体液性因子がそのターゲットホルモンです。
アルドステロンは水分、ナトリウムの再吸収*や交感神経活性の亢進、心筋繊維化促進作用などが
あり、心不全ではアルドステロンが増加傾向となるので、これを抑え込むことが心不全の予後改善に
繋がります。　　　　　　　　　　　　　　　* 水分、ナトリウムの再吸収は次項で説明します。

* 利尿薬にはこの他にもバソプレシンV_2受容体拮抗薬や浸透圧利尿薬なども心不全治療に使用されることがあります。

腎臓と心不全の関係

■ ■ ■

利尿薬に関連して、心不全時における体内の水分量の動態について説明しておきます。

心臓の収縮力が落ちて全身へ送り出す血液の拍出量が減ると、心臓へ還ってくる血液量も減るのだから渋滞は発生しないのではと思われるかもしれません。
しかし実際に心臓へ還ってくる血液量は減ることはなく、むしろ増加傾向となります。
どうしてそうなるのでしょうか?

Frank-Starling曲線のおさらいですが、心臓が大きくなることで心拍出量が増えることを理解されたと思います。ここで大事なことは心臓が単独で勝手に大きくなってそこへ血液を呼び込むのではなく、左心室内の血液容量の増加と相まって大きくなるということです。(前負荷の増加)
つまり左心室へと流れ込む血液量の増加が心臓の拡大へとつながり(volume expansion)、そうして増えた左心室内容量が心拍出量の増加へとつながっていきます。

また風船を使って説明します。大きくなった同じ大きさの風船が二つあり、それを押し出すとします。
ただし、風船 A は中に入っている水が少ないです。風船 B はいっぱい水が入っています。
この二つの風船を同じ押し出し距離だけ押し出したら、当然風船 B の方がたくさんの水が飛び出ます。

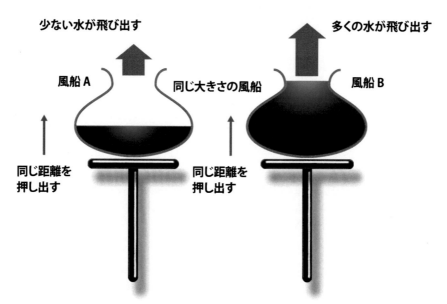

つまり心臓が大きくなったとしても、中の血液量が少ないと有効な心拍出量は得られないということです。

収縮力の落ちた心臓で有効な心拍出量を得るには、心臓へ還ってくる血液量を増やして、それを左心室内へ流し込み、大きく拡大するまでに容量を増やす必要があるのです。
しかし収縮力が落ちて左心室から出て行く血液量は減るのに、左心室へ還ってくる血液量が増えるのはどのようなメカニズムなのでしょうか?

その謎を解く鍵は腎臓にあります。

今まで心不全の病態機序を心臓を中心に特に左心室を起点に説明してきましたが、実際の心不全は心臓単独で形成されるのではなく、肺、腎臓、自律神経、神経体液性因子（内分泌物質、ホルモン物質）などが複雑に絡んでいます。中でも腎臓は体内の水分量を調節する役目があり、肺と並んで病態を決定する重要な臓器です。

ではその腎臓の役割です。心拍出量が減ると腎臓へ向かう血液量も減るので、それに比例して濾し出される尿量も減ります。尿量を抑制することによって循環血液水分量を減らさないようにと働きます。
加えて腎血流量が低下すると、それを腎臓の傍糸球体装置が感知して、レニンという神経体液性因子が分泌亢進し、これがアルドステロンという神経体液性因子の分泌を促し、腎臓での水とナトリウムの再吸収を促進させます。水とナトリウムの再吸収というのは、腎臓で一度尿として濾し出したものから、水分とナトリウムをもう一度血液内に取り戻すことです。腎臓を出た血液は腎静脈→下大静脈→心臓へと流れて行きます。

腎血流の低下は脳下垂体も感知し、利尿に対抗する神経体液性因子であるバソプレシン（抗利尿ホルモン）の分泌を亢進させ、循環血液量を維持しようと働きます。
こうした要因が複合的に働くことで循環血液量はむしろ増加傾向となります。右心系で循環血液量を増やして左心系へと渡し、左心室内を血液で充満させ、減った心拍出量をなんとか増やそうとするのです。

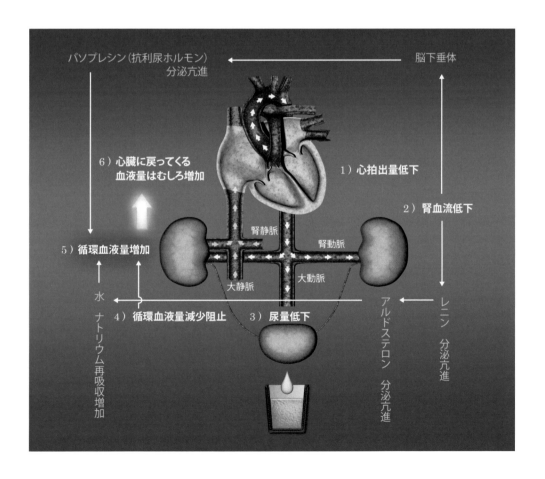

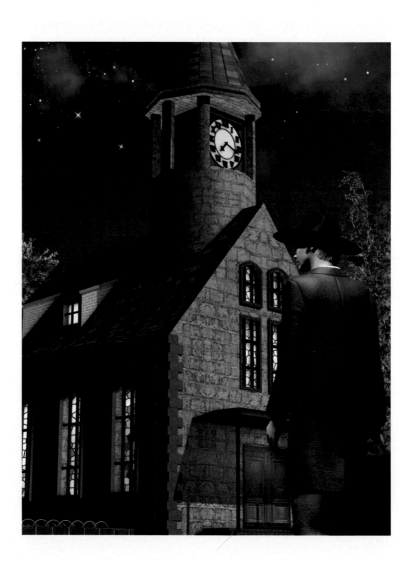

慢性心不全の薬物治療

■ ■ ■

慢性心不全の場合は、即効性は乏しいがゆっくりジワジワと効いてくる内服薬が通常使われます。
急性心不全であっても、病態が許せば必要な内服薬を病態に応じて早期に服用開始することが推奨されています。

下記の 1)〜6) の薬を病態に応じて組み合わせて使用します。
ほとんど降圧薬(高血圧の薬)ではないかと思われるでしょうが、それぞれ作用機序が違い、また降圧以外の作用があり、それが重要なので降圧薬に分類されていますが心不全治療薬でもあるのです。

慢性心不全の治療薬

1) アンジオテンシン変換酵素阻害薬 (ACE阻害薬)　　　　　＜降圧薬の一種＞
2) アンジオテンシンII受容体拮抗薬 (ARB)　　　　　　　　＜降圧薬の一種＞
3) β(ベータ)遮断薬　　　　　　　　　　　　　　　　　　＜降圧薬の一種＞
4) カリウム保持性利尿薬 (ミネラルコルチコイド受容体拮抗薬)　＜降圧薬の一種＞
5) 利尿薬 (ループ系、サイアザイド系など)　　　　　　　　＜降圧薬の一種＞
6) ジギタリス製剤 (＊1)　　　　　　　　　　　　　　　　＜強心薬の一種＞
7) その他 (＊2)

多種ありますが、多くの種類を飲めば飲むほど良いというものではなく、例えばACE阻害薬とARBとβ遮断薬の3種類服用しても効果が大きく上がるわけではありません。基本的にはACE阻害薬がベースとなり、これの増量ないしはARBの追加投与、さらに状況に応じて他の薬剤を追加して経過を観察します。慢性心不全の薬剤コントロールは、病態に応じた微妙なさじ加減が必要となるので、心不全の臨床に携わった経験豊富な心臓専門医が治療を担当するのが最も良いといえます。

＊1　ジギタリス製剤はまだ未確定な部分もあります。
＊2　心不全の治療薬は他にも幾種類かあり、さらに今後も進化していくことは間違いありません。本書は心不全の病態生理の理解に
　　　重点を置いているので、今後の新しい心不全治療薬に関しては成書を参考してください。

心不全の病態は心臓単独で形作られるものではなく、体の各部へ影響が波及して行き、その時の状態になんとか善処しようと体内のシステムは総掛かりで取り組もうとします。

心拍出量の低下を感知すると体内の調節機構が一斉に動き出し、変調を来した状態を修復しようとします。しかし精一杯やっても自己修復能力だけではもはや制御できない状態（非代償期）となった時は、薬剤の力を借りて安定に向かわせる必要があり、その安定を長期にわたって維持する必要があります（代償期の維持）。

急性心不全（非代償期）の治療薬は、前述のように血管拡張薬、利尿薬、強心薬を主に使用して病態の安定へと向かわせますが、慢性心不全（代償期）では、体内の神経体液性因子を調整して安定性維持を図ることになります。

慢性心不全に使用される薬剤は多種組み合わせて使用されますが、それぞれ作用するポイントが違います。体内の調整システムのどこに作用するのかを次に説明します。

慢性的な心機能低下状態は心拍出量の低下から腎血流も低下させ、交感神経活性も亢進状態にあります。これらはレニン分泌を亢進させます。レニンはアンジオテンシノーゲンという物質をアンジオテンシンⅠに変換させる作用があります。アンジオテンシンⅠはアンジオテンシン変換酵素によりアンジオテンシンⅡに作り変えられます。

このアンジオテンシンⅡは心不全の病態において非常に重要な位置を占める神経体液因子なのです。

アンジオテンシンⅡは最終的に前負荷と後負荷の両方の負荷を増加させるもので、心不全では産生が亢進しています。よってこれを抑え込むのが心不全の病態安定には大切なことになります。

アンジオテンシンⅡを抑え込むのに二種類の薬があります。ひとつはアンジオテンシンⅠをアンジオテンシンⅡに変換する酵素に働きかけるアンジオテンシン変換酵素阻害薬です。もうひとつはアンジオテンシンの作用発現をより直接的にブロックしようとするアンジオテンシンⅡ受容体拮抗薬です。
どちらの薬も右ページ図でわかるように、システム経路の上流の方に位置し、前負荷と後負荷の両方に作用します。心不全の慢性期の病態安定性維持には欠かせない薬剤です。

アンジオテンシンⅡは多種にわたる作用がありますが、その中にアルドステロンの分泌亢進作用があります。アルドステロンは腎臓での水・ナトリウムの再吸収を亢進させ、循環血液量を増加させるので前負荷が増えます。また交感神経活性の亢進、副交感神経活性の抑制などの作用もあるので、これらは後負荷の増加にも繋がっていきます。これらの作用を抑えるカリウム保持性利尿薬は前負荷、後負荷を軽減させることになります。

再吸収などで増え過ぎた循環血液量を減らすには、利尿薬（ループ系やサイアザイド系など）で尿量を増やすことにより前負荷を軽減させます

さらにアンジオテンシンⅡは交感神経活性を亢進させる作用もあります。心拍数を増やしたり、血管を収縮させて血圧を上げることにより後負荷を増大させたりするのです。これに対抗するのはβ遮断薬です。
β遮断薬は交感神経活性に作用し、心拍数上昇を抑えたり、血管を拡張させ後負荷を軽減させます。
また不整脈を抑える抗不整脈薬でもあるので、不整脈による心臓突然死の死亡率減少効果があります。

高血圧は後負荷を増大させ心臓に負担がかかるので、血管拡張薬（降圧薬）で治療します。高血圧の治療でカルシウム拮抗薬という降圧薬がよく使用されますが、この薬剤は、収縮機能の悪い病態での使用は推奨されていません。

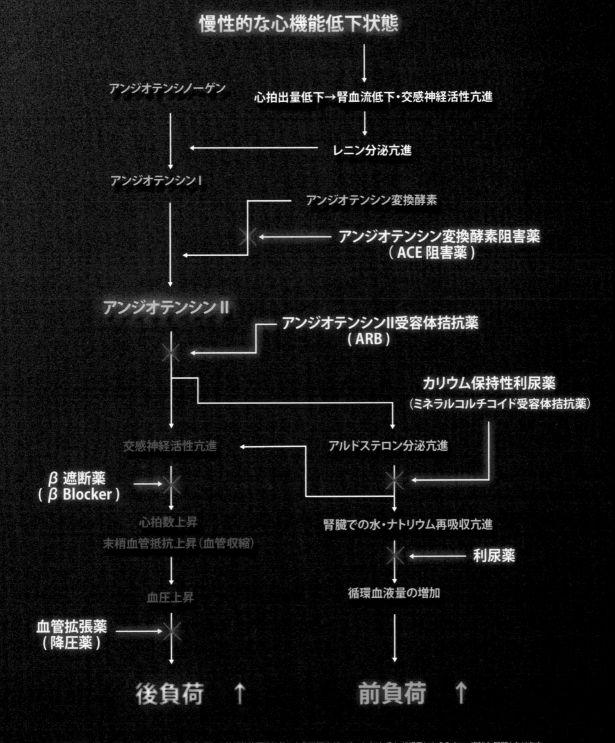

慢性的な心機能低下状態

アンジオテンシノーゲン

心拍出量低下→腎血流低下・交感神経活性亢進

レニン分泌亢進

アンジオテンシン I

アンジオテンシン変換酵素

アンジオテンシン変換酵素阻害薬
（ ACE 阻害薬 ）

アンジオテンシン II

アンジオテンシンII受容体拮抗薬
（ ARB ）

カリウム保持性利尿薬
（ミネラルコルチコイド受容体拮抗薬）

交感神経活性亢進

アルドステロン分泌亢進

β 遮断薬
（ β Blocker ）

心拍数上昇
末梢血管抵抗上昇（血管収縮）

腎臓での水・ナトリウム再吸収亢進

利尿薬

血圧上昇

循環血液量の増加

血管拡張薬
（ 降圧薬 ）

後負荷　↑

前負荷　↑

* ここでは単純簡略化して表しましたが、実際はそれぞれの神経体液因子は他にも作用機序がいくつかあり、それが相互にからみあい、複雑な展開となります。
全容は神のみが知る領域です。

心不全の症状

心不全の自覚症状には病態の重症度、進行度、個人差などにより一様ではありません。
急性心筋梗塞の発症による急性重症心不全などは自制不可能な胸痛、呼吸困難がごく短時間で発生するので、ゆっくり自覚症状を感じている時間もありません。こういう状況ですと一見受け答えができているように見えても本人の意識は飛んでしまっていて、後で聞いても当時のことを何も覚えていないということがよくあります。

ここではいきなり激烈な症状が出る急性重症心不全ではなく、比較的穏やかに症状が出現する時に多く見られる心不全の症状について説明いたします。

動悸、息切れ、呼吸困難感、胸部圧迫感、胸痛、下肢のむくみ、体重増加、易疲労感、ふらつき感、意識消失、咳、頻尿、など

上記の症状は心不全の時によく見られますが、心不全の時だけに見られる症状でもなく、さまざまな病気でも出現し得る症状です。よってなかなか心不全とは気づかずに経過し、かなり悪くなってから病院に行く方も多いです。そこで初めて心臓が悪かったのだと理解することになり、まさか心臓が悪いとは思わなかったと言う本人の話をよく聞きます。

漠然と症状の種類を丸暗記してもすぐに忘れがちで理解も浅いので、ここは根本的な部分を理解しておくことにしましょう。
というのは、心不全の症状は比較的発生メカニズムがわかりやすいので、どうしてこのような症状が出るのかを論理的に理解しやすいからです。

中でも最も代表的な症状を以下の順で説明していきます。

1） 中労作以上の労作時の胸部症状
2） 安静時～軽労作時の胸部症状
3） 動悸
4） 下肢のむくみ

＊ 胸部症状はここでは動悸、息切れ、呼吸困難感について説明します。

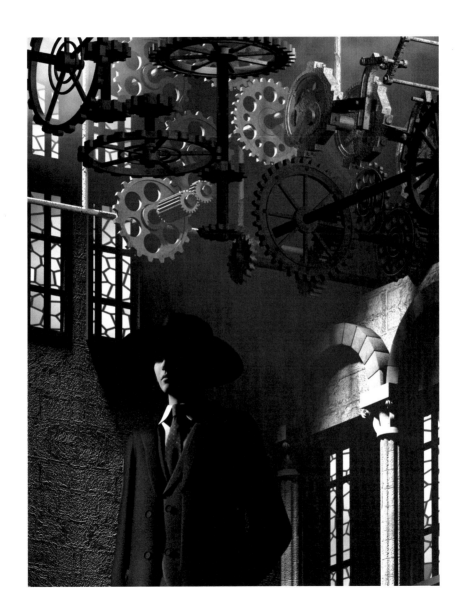

1） 中労作以上の労作時の胸部症状 （動悸、息切れ、呼吸困難感）

■ ■ ■

まずは安静時（座っている時や寝ている時など）には特に自覚する症状はないが、何か労作をすると症状が出るという場合です。労作といってもさまざまなので、ここでは軽労作〜中労作〜重労作に分けて考えます。そしてこの区分はあくまで個人の感じ方としてください。

というのは、同じ労作がAさんにとっては軽労作でも、Bさんには重労作ということがあるからです。

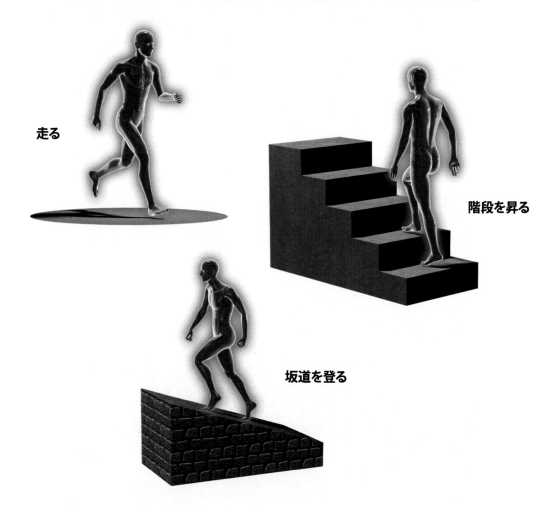

走る

階段を昇る

坂道を登る

労作の中でも、中〜重労作で動悸、息切れ、呼吸困難感などが出現する場合。
具体的な日常生活における例でいうと、走ったり、階段を昇ったり、坂道を登った時などです。

ある一定以上の労作をすると症状が出現してくるのはどういうわけでしょうか？
平地歩行だとしても100m歩いてもなんともないが、500m程歩くと症状が出現するという場合には体の中で何が起きているのでしょうか。

体を動かすと体の各部はそれに見合ったエネルギーを必要とします。そのエネルギーとは血液に乗ってやって来る酸素であり、栄養分です。その血液をまわしているのは心臓です。
体をより動かすための必要なエネルギーを供給するためには、心臓はより働かなくてはなりません。

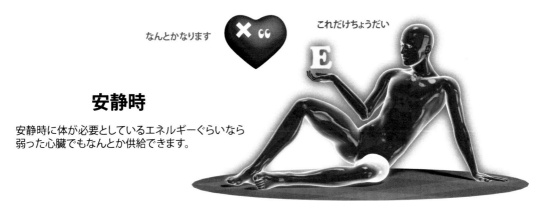

安静時

安静時に体が必要としているエネルギーぐらいなら
弱った心臓でもなんとか供給できます。

具体的には労作による交感神経活性の上昇で、ノルアドレナリンなどの分泌が増えることにより心拍数が上昇したり、心筋収縮力が増強して心拍出量が増加します。
しかし収縮力が落ちた弱った心臓では、労作により増大したエネルギー需要を賄うのは荷の重い作業です。
それでもなんとかしようと心臓は懸命に頑張ります。

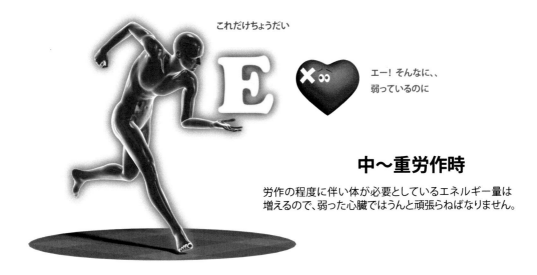

中〜重労作時

労作の程度に伴い体が必要としているエネルギー量は
増えるので、弱った心臓ではうんと頑張らねばなりません。

その結果、心拍数を増やして頑張ろうとする状態を「動悸」と感じたり、また頑張っているけれど血液の循環が体の求めに応じきれず、全身が必要としている酸素需要量を供給できないため、酸素が不足していると感じ、それが「息切れ」または「呼吸困難感」の症状として出現することが起こり得るのです。*

＊　高山地帯に行くと少し動いただけで息切れなどの症状がでるといいます。これは別に心臓が悪くなったわけではなく、大気の酸素濃度が低いので動いた時の全身の酸素需要量が十分に確保できないために起こります。心不全でも同様ですが、息切れ、呼吸困難感の症状は体に酸素が足りてませんよという人体が発している警告のシグナルでもあるのです。

2）　安静時～軽労作時の胸部症状 （動悸、息切れ、呼吸困難感）

■■■

以前は階段昇降や坂道を登るなどのキツめの労作時だけに出現していた動悸や息切れなどの症状が、平地歩行などの軽労作でも出現するようになったり、さらには座ってテレビを観ている時などの安静時にも出現するようになれば、先に説明した需要と供給のバランスがさらに崩れたことを意味し、それだけ病態が悪化して進行している可能性があります。

また、初発症状がいきなり軽労作～安静時での症状出現ということもよくあります。病気により症状の出現様式が違うので一概には言えませんが、この場合もさらに悪い病態の可能性もあり注意が必要です。

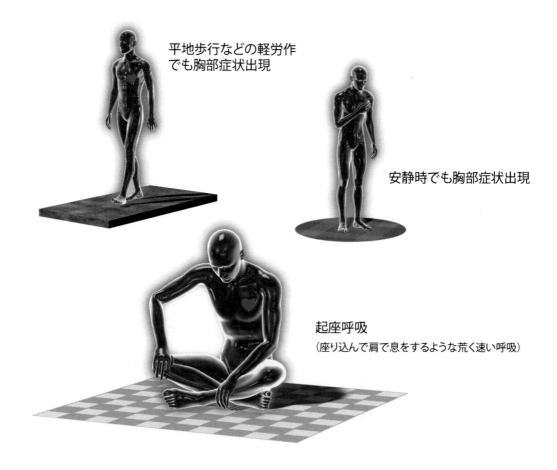

平地歩行などの軽労作
でも胸部症状出現

安静時でも胸部症状出現

起座呼吸

（座り込んで肩で息をするような荒く速い呼吸）

心不全の病態がさらに悪化すると横になって寝ていられなくなり、座り込んだ姿勢で肩で息をするような荒く速い呼吸になります。これを起座呼吸といいます。
ファーラー位のところで説明した理由で、座っている方が心臓の負担が減って楽だからです。

さらに悪化すると指先や唇は紫の色調となり(これをチアノーゼといい、動脈血の酸素濃度が著しく低下し、末梢組織の循環不全を起こしていることを意味します)、呼吸もさらに速くなり、全身冷や汗でまともな会話が成立しない状態に陥ります。

ここまでくると時間との戦いで、突然心臓が停止する恐れが高まっていくので一刻も速い救命処置が必要です。心室性の致死性不整脈(心室頻拍や心室細動)が発生しやすくなるからです。
心室頻拍、心室細動というのは、心臓(心室)がけいれんして全身へ有効な血液量が送り出せない状態です。よって脳へも血液が行かないため意識が無くなります。白目をむいてきつく歯を食いしばったような状態(咬筋拘縮)になったり、すーっと眠るような感じになったりして意識が無くなるので、こういう状態を見たら直ちに心臓マッサージを開始し、近くに自動体外式除細動器=「AED」があればちゅうちょ無く使用することが推奨されています。

しかし自覚症状があって受診を勧められても、人はギリギリまで自分で様子をみようとします。
ここで手遅れにならないうちに受診を決意するべきポイントを解説します。すべてがこのパターンに当てはまるわけではないので、あくまでひとつの参考として考えてください。

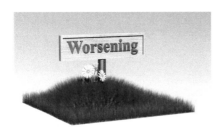

日ごとに悪化傾向

心不全に限らず病気の総論として、日ごとに悪化傾向というのは病気のすう勢が自分の抵抗力、免疫力より上回っていることを意味し、病気が進行中であると考えておくべきです。

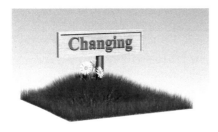

症状の出現パターンが変化

今までは無理をしないと出なかった症状が、ちょっとしたことでも出現するようになった、または出現頻度が増えてきた時などは、病気が重症化している可能性もあります。

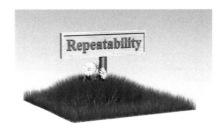

再現性よく症状が出現

あることをすれば同じ症状がよく出現する時などは、症状が出現する合理的なメカニズムがあることを意味し、病気がそこに存在している疑いを持つべきです。特に循環器領域の疾患はこの傾向が多く見られます。

3） 動悸

労作時に出現する胸部症状として頻繁に見られる動悸について解説します。

動悸は心不全特有の症状ではなく、甲状腺機能亢進症、高血圧、不整脈、慢性肺疾患、自律神経失調症、不安神経症、更年期障害、発熱、貧血、体力低下、その他さまざまな病態で出現します。
それ故に動悸の原因を速やかに特定するのは難しい場合も多いのですが、動悸を自覚する本人自身がある事柄を観察することが正しい診断にたどり着く手助けとなることがあります。

まず最初に、**その動悸は不整脈に起因するか否か**を探り、動悸の原因として不整脈を除外することから始めます。

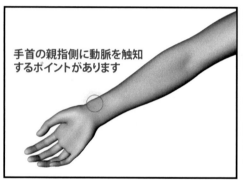

手首の親指側に動脈を触知するポイントがあります

手首の親指側に動脈の拍動が触れるポイントがあります。そこを反対の手の人差し指と中指で触知します。

触知できたら以下の2点を調べます。

心拍数がいくつかとリズムが規則正しいか

動悸のある時とない時で心拍数とリズムをそれぞれ把握して、動悸のある時は、ない時と比べて何か違う点がないかを探ります。

通常の平均的な心拍数は1分間に60～80回です。50回未満を徐脈、100回以上を頻脈といいます。
リズムは規則正しく等間隔に拍動しているかどうかをみます。

正常調律 （心拍数50～100回 / 分で等間隔の規則正しいリズム）

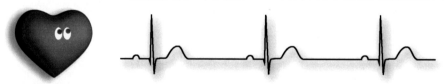

心拍数の把握は時計を見ながら1分間数えるだけですから簡単ですが、拍動のリズムは若干説明が必要です。リズムのバリエーションはたくさんあるわけではなく、以下の3つでおおよそ事足ります。

1） **等間隔** （心拍数が速かろうが遅かろうが、とにかく等間隔）

2） **抜け落ちることがある** （だいたい等間隔だが、時々抜け落ちたり、何拍ごとに一回抜け落ちる）

3） **全く不規則でバラバラの間隔**

* 心拍数を1分間数えるのが面倒なら、10秒数えて掛ける6にして算出するか、20秒数えて掛ける3でもいいでしょう。
  しかし脈が不整の場合は長く数えた方が、不整脈の出現頻度が把握しやすくなるので、1分といわず3分くらい数えるのが良いでしょう。

3つのリズムを視覚的にわかりやすく表し、その場合の代表的な不整脈を示します。

1）等間隔

<例：洞性頻脈＞

触知　触知　触知　触知　触知　触知　触知

実際に感じるリズム→ ♪ ♪ ♪ ♪ ♪ ♪ ♪

2）抜け落ちることがある

抜け落ち

<例：心室性期外収縮＞

触知　触知　　　　　　　触知　触知

実際に感じるリズム→ ♩　　♩　　𝄾　　♩　　♩

＊心室性期外収縮は実際拍動が脱落しているわけではありませんが、触知のうえでは抜け落ちたように感じます。

3）全く不規則でバラバラの間隔

<例：心房細動＞

触知　触知 触知　　触知　　触知　　触知 触知

実際に感じるリズム→ ♩ ♪ ♩ 　♩ 　♩. 　♪. ♩

＊実際触知するのは心電図のスパイクの頂点時（拡張末期）ではなく収縮期ですが、わかりやすく説明するため便宜的にスパイクの頂点としました。

心室性期外収縮

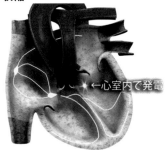

←心室内で発電

予期せぬ時期に勝手なタイミングで心室内の
どこかが発電し、その電気が心室を収縮させて
しまう不整脈です。

心房細動

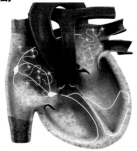

心房内を電気の小さな回旋がランダムに発
生するため、電気が無秩序に走り回っている
ようなカオス状態となります。

動悸時の脈の簡単な自己診断法

動悸および不整脈の診断は比較的難しく、初回診察で正確に診断するのはかなり困難です。
動悸がしている時に心電図をとって、どんな心電図波形になっているかを見ることが必要なのですが、動悸がしているまさにそのタイミングで、首尾良く心電図がとれることは少ないのが実際です。

特に不整脈がある場合には、その不整脈と動悸の一致性を慎重に見極める作業が必要となってきます。
通常は24時間ホルター心電図をとって調べるのですが、一回のホルター心電図ではその日にたまたま動悸も不整脈も出現しなかったのでわからなかったという場合も多いのです。
このように動悸および不整脈は現行犯逮捕が原則なので難しいのです。

では、どうするか。

動悸がする時に自分の脈を触って、どう拍動しているのかを認識しておき、心臓専門医を受診した時にその情報を伝えることがとても大切になります。
その情報によっておおよその病態が推測でき、病気を絞り込むことや、次に施行すべき検査やフォローのあり方が的確になりやすくなり、速く正しい診断にたどり着ける可能性が高くなるのです。

ではその伝えるべき情報はどういうものが良いのかを説明します。

まず動悸時の脈を自己判断する上で大事なことは無症状時の脈との比較です。
無症状時の心拍数はいくらで、リズムはどう拍動しているのかを基本データとしてよく認識しておきます。
そのうえで動悸が出現した時の脈は、無症状の時の脈と比べて何か変化していないかをみることが大事です。

例えば階段を昇った時に動悸がする時もあればしない時もある場合、まず階段を昇っても動悸がしない時の心拍数とリズムを把握しておき、次に動悸が出現した時のそれと比較するのです。
動悸がない時の心拍数が 88/分で等間隔のリズムで、動悸時に心拍数 96/分でリズムが同じく等間隔であったとしたら、「その動悸は不整脈に起因するものではなさそう」とおおよその推測ができます。

では実際に自分で脈を判断するにあたって、なるべくわかりやすく把握できるよう工夫してみました。
以下のように「心拍数セット」と「リズムセット」を用意し、それぞれのどの項目に該当するのかを認識して次のページのアルゴリズムへお進みください。

心拍数セット

A）心拍数が50〜100回/分 程度
B）心拍数が100〜120回/分 程度
C）心拍数が120 回/分 程度以上
D）心拍数が50回/分 未満

リズムセット

1）リズムは規則正しく等間隔に拍動している
2）リズムは時々抜け落ちる、または何回に一回は抜け落ちる
3）リズムは全く不規則でバラバラに拍動している

脈の自己診断アルゴリズム

心拍数セット（安静時および軽労作時での心拍数）

A) 50～100／分程度	B) 100～120／分程度	C) 120／分程度以上	D) 50／分未満

リズムセット

1) 規則正しく等間隔	2) 抜け落ちることがある	3) 全く不規則でバラバラ

リズムセットがどれであれ過度な労作もしていないのに心拍数が120～130/分以上となるのは何らかの病気がある可能性が高いという方向性を考えます。頻脈性不整脈、全身の消耗を伴う疾患（心不全、肺疾患、内分泌疾患など）を念頭に精査が必要です。

頻脈の領域に入っていますが、リズムが規則正しい場合は不整脈の可能性は高くない方向性をまず考えます。つまり正常調律が速くなっているだけの状態で（洞性頻脈といいます）、これは厳密には不整脈とはいいません。しかし心拍数が何らかの理由で増えているのは事実であり、体のどこかの異常を反映しているかもしれないと考えてスクリーニング検査をしてみることを勧めます。例えば心機能低下、肺機能低下、内分泌ホルモン異常、強度の貧血など。

心拍数は正常範囲で、規則正しいリズムの場合は不整脈の可能性は低い方向を考えます。
動悸を訴える患者さんでこのタイプが最も多い印象があります。心電図や血液検査で異常がなく、原因がはっきり特定できない場合も多いです。一般的には更年期障害、血圧上昇時、過労やストレスによる精神的肉体的バランスを崩した時、微熱、発熱、貧血などによく見られますが、その他にもさまざまな場合で出現します。しかし重大な病気の初期～中期症状のこともあり得ますので、初回検査でたとえ異常がなくても自覚症状の推移をよく経過観察しておき、何か変化があれば再度受診し前回値と変化がないかをみることで病気を見つけるという作業が必要となることがあります。

徐脈の場合は注意が必要です。健診、医院、病院で安静時心電図をとってもらい徐脈性不整脈（高度房室ブロック、洞機能不全症候群など）がないかをまずはチェックすることを推奨します。一回心電図をとったぐらいではわからない場合もありますので、二つのことを注意します。自覚症状と労作時の心拍応答です。普段の生活で失神、ふらつき、めまい、動悸などがあったり、中労作以上の労作時なのに心拍数が増えない場合は精査が必要です。自覚症状もなく心拍応答がある場合は、ほとんどが洞性徐脈といって心配ない場合が多いです。スポーツをよくする人に多いアスリートハートがこれに該当します。

徐脈でリズムセットが2）～3）に該当し、なおかつ失神やふらつき、めまい、動悸などの症状がある場合は、即刻精査受診してください。高度房室ブロック、洞機能不全症候群、徐脈性心房細動などのよろしくない不整脈の可能性があります。これらは心停止に近い位置にある病態で、ペースメーカーの植え込みが必要となる場合もあります。症状がない場合でも、不整脈の種別を特定しておくのは大事なことです。その不整脈の種類によっては今後厳重な経過観察が必要となってくる場合もあるからです。

心拍数セットがどうであれ、リズムセットが2）か3）であればそれは不整脈です。
どの不整脈が原因かをはっきりさせる必要があります。上室性又は心室性期外収縮、心房細動、房室ブロック、洞機能不全症候群などがあり、病態によっては速やかな治療が必要な場合があります。

* 不整脈の診断は多岐にわたり複雑なケースもあり、一筋縄ではいかない場合も多く、ここで示したアルゴリズムはあくまでひとつの参考と考えてください。

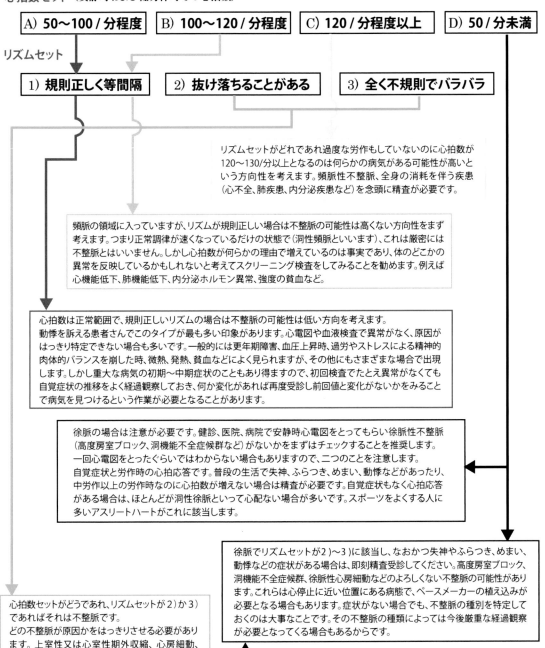

4） 下肢のむくみ

■■■

四肢がむくんで浮腫状になるのは心不全の時にとても多く見られる症状です。
特に下肢の膝下～足の甲までがむくむ場合が多く、靴下を脱ぐと圧痕が付いているのでおかしいと気付く場合が多いようです。同時に手の甲～手首にかけてもむくむ場合も多いですが、同じメカニズムなのでここでは下肢に絞って説明をしていきます。

下肢がむくむ病気は心不全以外にもいろいろあります。下肢がむくんできても心臓が原因とは思わなかったという人も多くいます。立ち仕事の時間が長過ぎた、または水分を取り過ぎたぐらいに考えて、心臓まで考えが及ばない場合が多いのです。

そこで下肢がむくんできた時に、これは心臓が原因かもと考える参考ポイントを下記に示します。

１）下肢のむくみがなかなか消退しない、ないしは日ごとにむくみが強くなる傾向にある。
２）日々の食事量や飲水量は増えていないのに、下肢がむくんで、体重も増えてきている。
３）両方の下肢が同じようにむくんでいて、押すと圧痕が付いたり、靴下のゴムのあとが付く。
４）両下肢がむくみ、さらに動悸や息切れ、易疲労感などの症状を伴う。
５）慢性の腎臓病や肝臓病を患っていない。

簡単な解説をします。

下肢のむくみは例えば長時間立っていたり、夏に水分を取り過ぎた時などにも発生することがあり、病気でなくても日常的に経験することもあります。ただ生理的範囲内であれば一晩で消失したり、思い当たる原因を避ければ自然と消失する場合が多いのに対し、心不全でのむくみは長引く傾向にあります。心不全は風邪とは違い数日で自力回復する病気ではないからです。

食事量や飲水量が増えていないのに下肢がむくむのは、腎臓と心不全の関係の項で解説したように心拍出量の低下を補おうと神経体液性因子が水分を再吸収して体内に貯留する傾向にするからです。

心不全での下肢のむくみは多少の差があっても基本的に両足が同じようにむくみます。詳しくは後述します。

下肢のむくみに加えて、動悸、息切れ、呼吸困難感、易疲労感などがあれば心不全をまずは考えるべきです。

腎臓の病気でも体はむくむ傾向になります。これは腎機能の低下によって尿量が減って水分が体内に貯留傾向となったり、タンパク質成分が尿に漏れ出て、血液の浸透圧が下がり水分が血管外へ出て行くことにより発生します。肝臓病の末期でも同じく体内のタンパク質成分が減少してむくみます。
よって慢性の腎臓病や肝臓病を患っている場合は状況にもよりますが、既往の病気の悪化をまずは考えます。

では心不全でどうして下肢がむくむのでしょうか？

動悸や息切れ、呼吸困難感はいかにも心臓との関連性が感じられますが、心臓から遠く離れた下肢が心臓の機能の低下と関連しているのはどういうことでしょうか？

四肢末端から心臓へ至るまでの静脈の経路について簡単におさらいします。
両下肢の静脈は腹部で合流して一本の太い静脈(下大静脈)となり、心臓の右心房へと流れ込みます。上半身からの静脈(頭部、両腕)はこれも一本の太い静脈(上大静脈)となって右心房へとつながります。

動脈は心臓がポンプの役割をして体の末端まで送り出しますが、静脈は心臓が陰圧ポンプとなって引き戻すわけではありません。静脈は筋肉が揉み上げて心臓まで血液を送り返しているのです。

体に占める下半身の比率は大きいので、下肢の筋肉の役割は重要です。「**下肢は第二の心臓**」とよく呼ばれますが、それは下肢の筋肉が大量の血液を心臓まで揉み上げているからです。
では慢性左心不全が増悪するケースで、下肢がむくむ機序を説明します。

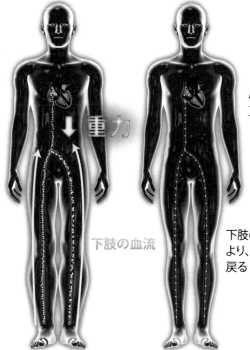

心臓のポンプ作用が落ちて前へ送れないと、後ろがつかえる

心拍出量の低下を腎臓は感知し、水分を体内にためようとして静脈血液量が増える

心臓へ戻るすべての静脈がうっ滞傾向となる

重力の影響で下半身により影響が強い

特に膝から下がむくみやすい

心臓のポンプ機能が正常なら

下肢の筋肉と腹圧のポンプにより、血液は滞りなく心臓へと戻る

心不全
(下肢浮腫)

正常

慢性心不全が増悪して、血液を送り出すポンプ作用が低下すると心拍出量が低下します。そうすると左心室へ入るまでの経路(前負荷)がうっ滞していきます。心拍出量の低下は腎臓も感知し、神経体液性因子を増量させ、水分の再吸収を促し血管内の水分量を増やそうとします。量が増えた血液を左心室へと送り、そのことで左心室容量を増やし、心拍出量を増やそうとします。
これがバランス良く機能している時はよいですが(代償期)、水分の貯留傾向に循環動態が追いつかないと増えた水分量がお荷物になってきます。この増えすぎた血液水分量を血管の外に逃すことによって心臓の負担を減らそうとします。血管外に逃げた水分がたまりやすいのが、体の一番下の遠方に位置し、重力の影響を最も受ける下肢なのです。下肢の組織間には水がたまり、押すと圧痕が付くむくみになります。

心不全の下肢のむくみは両足同時にむくむ

■ ■ ■

心不全時の下肢のむくみの特徴は、多少の差があっても基本的には両足同時に同じようにむくみ、そして押すと圧痕が付くことです。圧痕は下肢の組織間に水分が逃避してきて増えているからです。

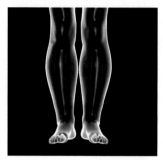

両足ともむくむ ＋ 圧痕が残る

心不全を念頭に考える

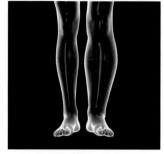

片足だけむくむ

心不全以外を考える

では、心不全ではどうして両足同時にむくむのでしょうか。
その答えはいたって簡単です。
まず下肢から心臓までの静脈の経路をもう一度見てみましょう。
両下肢の静脈は腹部で合流して一本の太い静脈(下大静脈)となり心臓の右心房へと流れ込みます。

A: 心臓が原因でうっ滞すれば、心臓より下の下大静脈、両下肢の静脈がうっ滞するので、両足がむくんできます。

B: 両下肢の静脈の合流部より下で、例えば右図Bの位置で血行障害が発生した場合は、Bより下の血行がうっ滞するので右足の付け根から下(大腿～膝～下腿～足甲)すべてがむくんできます。そして左足はむくみません。

C: 右図Cの位置で血行障害が発生した場合は、Cより下の血行がうっ滞するので、右足の膝から下(下腿～足甲)がむくんできます。この場合も左足はむくみません。

＊ 心不全時は重力の影響で下肢が特にむくみやすいですが、上半身から心臓へ還る経路も勿論影響を受けます。手の甲や指、顔面がむくんできますが、下肢の方がより顕著にむくむ場合が多いです。また男性であれば陰嚢も水ぶくれ様に腫れたり、寝たきりの方では下肢よりもむしろ背中側がよりむくむ場合がありますので注意が必要です。

（図中ラベル）A　下大静脈　合流部　B　右下肢の静脈　左下肢の静脈　C　右足　左足

下肢がむくむ病気は心不全だけではありません。甲状腺機能低下症、膠原病関連疾患、特発性浮腫、腎臓病、リンパ行性浮腫（腹部手術後に多い）、下肢静脈血栓症、下肢蜂窩織炎、膝関節の病気など多々あるので判別は必ずしも容易ではありません。下肢のむくみの判別のためのスクリーニング検査としてまず以下のような検査が最初に行われます。

1）　**血液検査**
2）　**尿検査**
3）　**胸部レントゲン**
4）　**心電図**

それぞれについて簡潔に必要最低限の項目に絞って説明します。
まず血液検査ですが、両下肢がむくんできた場合の原因として頻度の多い疾患から想定していきます。
心臓病、腎臓病、甲状腺機能低下症のどれかに該当しないかをまずスクリーニングします。

心臓の項目はBNP（心臓に負担がかかっていないかをみる）、CPK（心筋にダメージがないかをみる）
腎臓の項目はBUN、クレアチニン（両者とも腎機能の簡易的指標）、血中タンパク、血中アルブミン
（腎臓病ではタンパク、アルブミンが血中から尿へ漏れ出す場合があり、そのため血中の値は下がる）
血中ナトリウム、カリウム（腎不全でカリウム値が上昇すると心停止する場合があり非常に危険です）。
甲状腺の項目はTSH（甲状腺刺激ホルモン）、ｆ－T4（甲状腺ホルモン）などを調べます。
他には炎症反応（白血球数、CRP、血沈）や凝固能（D-dimer含む）もスクリーニング対象になります。

尿検査ではまず簡便な定性検査（その成分があるかないかをみる）が行われます。
尿中タンパク、尿潜血、尿比重、尿中細胞などをみます。

胸部レントゲンでは心拡大、胸水の貯留、肺水腫の有無をみます。

心電図は心臓病なら必ず何かしらの所見が現れるわけではなく、重度の慢性心不全でもそれなりに病態が安定している状態の時（代償期）では心電図では大きな異常はないということもよくあります。
それでも心筋障害や不整脈（頻脈性心房細動や極端な徐脈など）の有無をみるのに迅速簡便で非常に有用です。特に威力を発揮するのは急性心筋梗塞、急性心筋炎、急性心外膜炎などの急性疾患です。

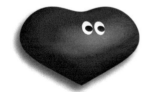

心臓超音波検査は心臓の機能評価や体内の水分量（血管内水分量）の推測ができます。これにより下肢のむくみの原因が心不全によるものかどうかの診断が確定的になります。

溢水くん　　　　　**脱水くん**

以上でむくみの原因がおおよそ判明したら、次はそれぞれの疾患に絞り込んだ追加検査をして、さらに詳しく病態を掘り下げていく作業をすることになります。
むくみの原因が心臓の場合であれば、次に心臓超音波検査（心エコー検査）が通常施行されます。
胸部レントゲンや心電図では心不全の詳しい病態まではわかりません。心臓超音波検査で異常箇所を特定し、さらに心機能や心臓への負担具合を数値化して客観的に評価します。
むくみは体内に水分が過剰にたまっていることなので、心臓超音波検査で下大静脈径や右心室、右心房の大きさをみることにより体内の水分量がおおよそ把握できます。例えば、下大静脈径が拡大していれば溢水（いっすい）傾向、径が細ければ脱水傾向というようにおおまかな評価ができます。

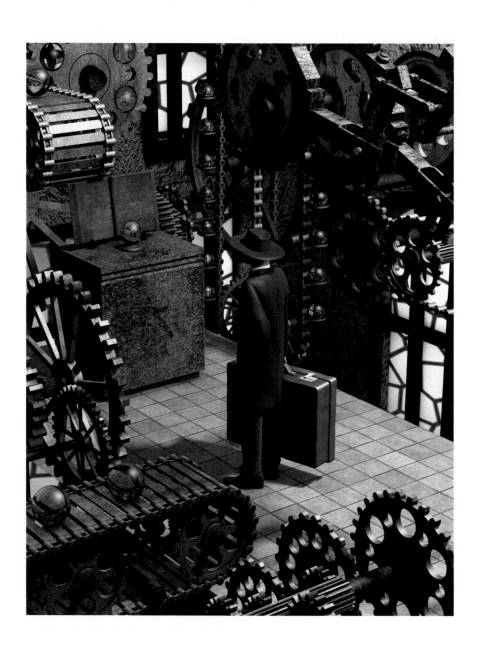

右心不全の理解へ

∎ ∎ ∎

心不全により両下肢がむくんでいる時、つまり下肢に水分が滞留してきた時に、もう一カ所同時並行して水分がたまりやすい部位が体にあります。

それは肺です。

肺に水分がたまることを胸水貯留といい、前述してきた肺水腫とは別ものです。

お年寄りの方達が「肺に水がたまったらお迎えが近い」と言うのを時々聞きますが、心不全による胸水貯留の場合は決して死期が近い兆候というわけではありません。
適切に治療すれば胸水貯留は消失しますし、これだけで生命予後の指標とはなり得ません。

前述した下肢のむくみも、これから説明する胸水貯留も右心不全の現れなのです。

右心不全、、、。

今まで左心室を軸として、主に左心不全の病態メカニズムを解説してきました。左心系だけを切り離して考えると理解しやすいからです。しかし心臓は左心系だけが独立して動いているわけではなく、右心系との密接な関係の中でお互いに作用しあって存在しています。

ここからは心不全病態メカニズムの理解への総仕上げとして、右心不全の病態について解説していきます。

胸水貯留とはどのようなもので、肺水腫とはどう違うのでしょうか？　そして右心不全とは？

＊　下肢のむくみと同様に、胸水貯留も心不全のみで発生する病態ではありません。
　　さまざまな疾患で発生し得ます（胸膜炎、肺癌、肝硬変、重症感染症に伴う低タンパク血症など多々あります）。
　　よって胸水貯留があるからすぐに心不全と決めつけることは禁物で、その他の検査結果から総合的に判断する必要があります。

心不全による胸水貯留のメカニズム

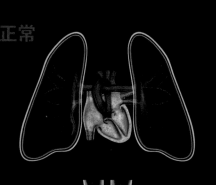

正常

繰り返しますが「胸水貯留」はこれまで説明してきた「肺水腫」とは別物です。

肺水腫も肺に水がたまっているといえばたまっているのですが、胸水貯留とはたまる場所や発生メカニズムが違うのです。
その違いは後述するとして、胸水貯留のメカニズムから先に説明しましょう。

上図は正常な状態の時ですが、胸水貯留も下肢浮腫も勿論ありません。下肢浮腫があれば必ず胸水貯留があるわけではなく、その時の病態の進行度や重症度により左右されます。
ただ心不全による胸水はかなりたまっているが、下肢浮腫は全くないという例は見ません。
通常はまず下肢浮腫が先行します。

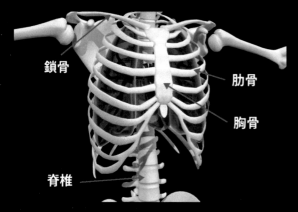

鎖骨

肋骨

胸骨

脊椎

次に胸水のたまる場所についてですが、正確には肺の外側にたまります。肺の外側とはどこなのかということですが、これを理解するには胸部の解剖学的構築を知っておかなければなりません。

心臓と肺は生命の維持には特に大事な臓器なので、脊椎動物では堅い鎧（よろい）に守られてその中に格納されています。この鎧を胸郭といい、胸骨、肋骨、脊椎、鎖骨とそれを支持する筋肉や軟部組織から構成されています。

肺は呼吸に合わせて膨らんだり、縮んだりしていますが、それは胸郭が卵の殻のようにあるから可能なので、その中で白身と黄身が流動的に動けるように、肺もその中では伸縮できます。

右図では緑の線が胸郭を表しており、その中に肺が格納されています。

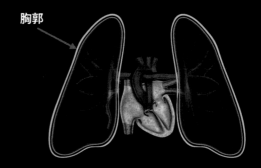

胸郭

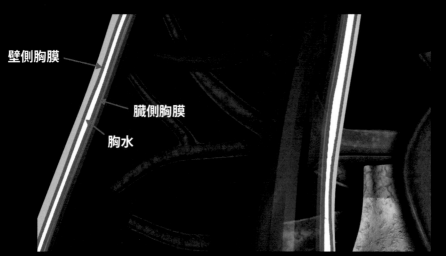

壁側胸膜

臓側胸膜

胸水

胸郭の中で肺がなめらかに伸縮できるように、肺と胸郭の間に摩擦抵抗を減らすための胸水（黄ライン）が存在しており、これが潤滑油の役目をしています。胸水は胸郭側の壁側胸膜（赤ライン）から産生され、肺側の臓側胸膜（青ライン）で吸収されます。通常の胸水の量は極少量であり、これを生理的胸水といい、誰にも存在します。

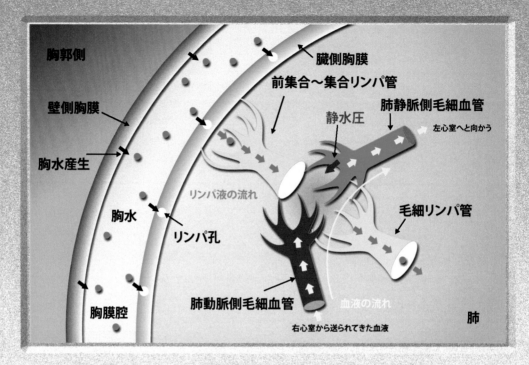

正常の状態（生理的胸水のみ）

心不全による胸水が貯留していく仕組み

■ ■ ■

胸郭側の壁側胸膜で産生された胸水は胸郭と肺の隙間(正確には胸膜腔)を満たし潤滑油の役目をします。肺側の臓側胸膜のリンパ孔から吸収された胸水はリンパ管を通って運ばれていきます。

右心室から肺動脈へ送られた血液は、その最末端部である肺動脈側毛細血管から組織へと浸み出し、細胞間リンパ液(組織液)となり、細胞へ酸素や栄養分などを渡したあと、肺静脈側毛細血管に渡り、肺静脈→左心房→左心室へと流れます。毛細血管の動脈と静脈の間の組織にはリンパ管も介入しており、組織へと浸みだした細胞間リンパ液の一部を回収して運び去る役目をしています。

また、毛細血管内は静水圧という圧があり、血管から組織への水分の移行に影響を及ぼします。(ちなみに膠質浸透圧というのもあり、これは組織から血管へ水分を移行させる役割をしています。静水圧＞膠質浸透圧の状態になれば細胞間に水分が貯留していきます)

上図のように、動脈側毛細血管、静脈側毛細血管、リンパ管が三つどもえとなって組織に介入していることをまず理解してください。

＊　胸水貯留のメカニズムはこの他には、肺静脈支配である臓側胸膜が心不全時には胸水を産生したり、体静脈支配の壁側胸膜の胸水産生の増量、胸膜の毛細血管の透過性亢進や膠質浸透圧の低下などが複雑に絡み合います。ここで説明するものは単純化したモデルです。

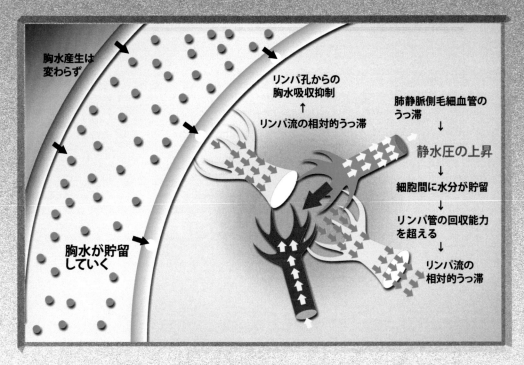

心不全で胸水が貯留している状態

心不全で左心室の駆出力が落ちて前に出て行ってくれないと後ろの肺静脈側がうっ滞し、その最末端部である肺静脈側毛細血管も圧が上昇し、血管から組織への水分成分の移行に影響する静水圧も上昇します。

静水圧が上昇すれば、血管から組織へ水分が移動、貯留し、それを回収するリンパの流れも影響を受けます。リンパ管の代償機転が限界を超えるとリンパ流はうっ滞しだします。そうすると臓側胸膜にある胸水の吸収孔（リンパ孔）からの流れも滞り、吸収が抑制されることになります。

壁側胸膜の方はペースを落とすことなくドンドン胸水を産生してくるので、臓側胸膜が胸水を吸収してくれないと次第にたまっていきます。こうしてしかるべき治療をしないと胸水はどんどんたまっていき、そしてその圧に押されて肺はしぼんでいきます。

このことを通勤時間帯の満員電車に例えてみます。

ある一本の通勤電車が事故で遅れたとします。電車は人を運んでいくリンパ管と思ってください。
一本の電車が遅れると後続のダイヤも乱れます。つまり人がなかなかさばけない状態となり、これがリンパのうっ滞を意味します。やっと到着した電車も満員で、扉が開いて電車内に入ろうとしますが人でいっぱいで入れず（臓側胸膜の胸水吸収抑制）、仕方がないのでプラットホームで次の電車を待っていると後から後から人がプラットホームへとやって来るので、プラットホームが人でいっぱいになること（胸水貯留）と似たようなものと思ってください。

下肢浮腫も胸水貯留も右心系(静脈系)の循環動態が過負荷な状態、つまり右心不全の病態としての現れなのです。では次に本書前半で何度も登場した肺水腫は胸水貯留と何が違うのかを説明します。

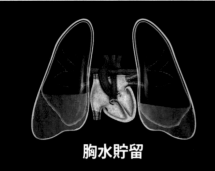

胸水貯留

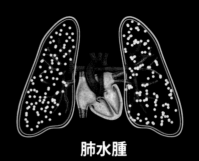

肺水腫

胸水貯留も肺水腫も肺に水分がたまることには違いないのですが、まずそのたまる場所が違っており、さらにたまっていく際の心不全の病態過程が違います。下図に示す緑の四角い箱は胸郭を、風船袋は肺胞の集合総体としての肺実質を表します。胸郭と肺実質の隙間にたまるのが胸水貯留で、肺実質の中（肺胞内）にたまるのが肺水腫です。

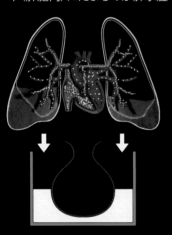

胸水貯留

外枠にだけ水がたまり、風船の中には水はたまりません。

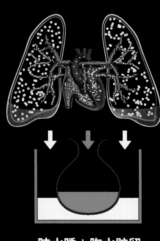

肺水腫＋胸水貯留

風船と外枠の両方に水がたまります。

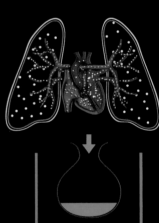

肺水腫

肺に見立てた風船の中にだけ水がたまるのが肺水腫です。胸郭に見立てた緑の外枠には水はたまりません。

右心不全  **左心不全**

心不全と一口に言っても、胸水貯留が発生する心不全と肺水腫が発生する心不全では何がどう違うからこのような差が出るのでしょうか？　大雑把には上矢印のように左心不全と右心不全のどちらがより強い趨勢にあるのかですが、ことはそう単純ではありません。時間の概念も含め複雑な要因があります。

胸水と肺水腫の出現形式は多様ですが、実際では次の3つのパターンに絞れます。

1）肺水腫が先行して出現するタイプ
2）胸水貯留が先行して出現するタイプ
3）胸水のみ貯留し、肺水腫は出現しにくいタイプ　　　それぞれについて説明します。

── 1）肺水腫が先行して出現するタイプ ──

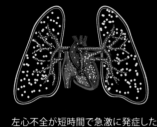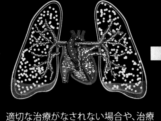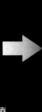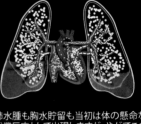

左心不全が短時間で急激に発症した場合は、右心系の補完適応が間に合わず、上昇した前負荷の負担を肺実質へ逃がしてしのごうとします。これが肺水腫です。*

適切な治療がなされない場合や、治療されていても心不全の趨勢が上回る時は、多くは少し遅れて胸水が徐々にたまっていきます。

肺水腫も胸水貯留も当初は体の懸命な代償反応として出現しますが、やがてこの存在自体が負のスパイラルへ導くものとなります。

── 2）胸水貯留が先行して出現するタイプ ──

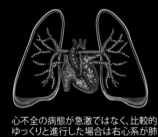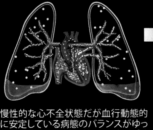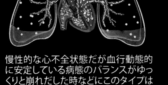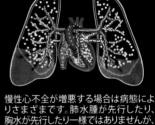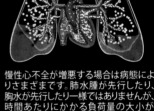

心不全の病態が急激ではなく、比較的ゆっくりと進行した場合は右心系が肺水腫にはさせまいと働き、胸水や下肢浮腫として負荷を逃そうとします。

慢性的な心不全状態だが血行動態的に安定している病態のバランスがゆっくりと崩れだした時などにこのタイプは発生します。病態によっては肺水腫も出現し得ます。

慢性心不全が増悪する場合は病態によりさまざまです。肺水腫が先行したり、胸水が先行したり一様ではありませんが、時間あたりにかかる負荷量の大小が発生様式に影響してきます。

── 3）胸水のみ貯留し、肺水腫は出現しにくいタイプ ──

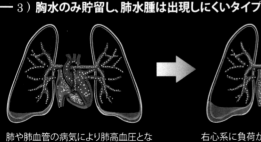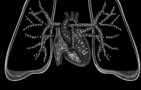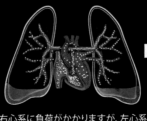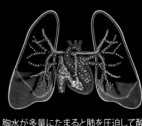

肺や肺血管の病気により肺高血圧となり、そのことで右心系が過負荷になるので胸水として負荷を逃そうとします。

右心系に負荷がかかりますが、左心系は逆に低負荷（低心拍出）の傾向となるので原理的には肺水腫は出現しにくいです。

胸水が多量にたまると肺を圧迫して酸素の取り込みが低下するので、穿刺吸引して胸水を体外に排出する治療が必要な場合もあります。

---

* 正確には先に左心系の補完適応が間に合いません。左心室が拡張することで内部圧を上げることなく容量の増大に対応しようとする代償機序（左室コンプライアンスの増加）が間に合わないのです。左心房の壁も同じく突破され、高まった容量負荷は肺静脈へと押し寄せます。

右心不全とはどういう病態か?

■ ■ ■

心臓には左心系と右心系の二つの系列があることは前述しました。左心系は動脈系、右心系は静脈系です。

左心系とは肺静脈側毛細血管～肺静脈→左心房→左心室→大動脈→末梢動脈～末梢動脈側毛細血管まで。
右心系とは末梢静脈側毛細血管～末梢静脈→上・下大静脈→右心房→右心室→肺動脈～肺動脈側毛細血管
までをいいます。

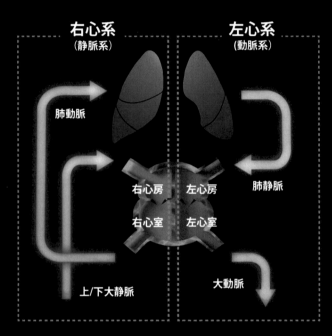

右心不全というのは右心系のうちのどこか、またはすべてに負荷がかかり、右心系の循環がうまくまわらない状態
をいいます。そのしわ寄せが体のどこかの部分に及ぶのですが、それが下肢のむくみであったり、胸水の貯留
であったりします。

左心系と右心系の二つの系列があるとはいえ一つの心臓の中でのことですから、この二つの系列は互いに
影響を及ぼし合う密接な関係があります。そのことを踏まえたうえで右心不全を理解する必要があります。

右心不全には大きく分けて三つのタイプがあります。

1) **左心不全から波及して、右心不全になるタイプ**
2) **肺や肺血管の病気などに起因する肺高血圧が原因のタイプ**
3) **右心室原発の収縮力低下が原因のタイプ**

1） 左心不全から波及して、右心不全になるタイプ

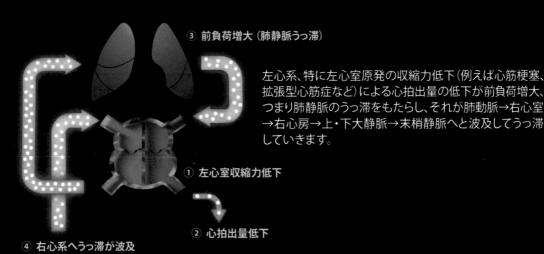

③ 前負荷増大 (肺静脈うっ滞)

左心系、特に左心室原発の収縮力低下（例えば心筋梗塞、拡張型心筋症など）による心拍出量の低下が前負荷増大、つまり肺静脈のうっ滞をもたらし、それが肺動脈→右心室→右心房→上・下大静脈→末梢静脈へと波及してうっ滞していきます。

① 左心室収縮力低下

② 心拍出量低下

④ 右心系へうっ滞が波及

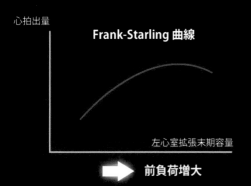

Frank-Starling曲線で示すように前負荷の増大は心拍出量の増加をもたらします。前負荷を増やすためには神経体液性因子が働き、右心系の循環水分量を増やして、それを左心側へ送ることがなされます。＊

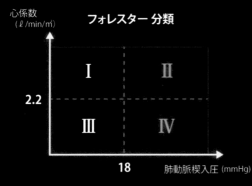

左心系からの右心不全波及タイプは病態分類でいうとフォレスター II ないし IV 型を呈します。
どちらも肺動脈楔入圧が18mmHg以上が共通項目で、肺循環が過負荷な状態となっています。
急性心不全であれば肺水腫が出現するタイプですが、慢性の代償性心不全ではたとえフォレスター IVタイプでも肺水腫も胸水貯留もない病態が出現し得ます。通常は薬物療法がうまく作用している場合にその病態は成立します。

＊ フォレスター分類は本来、急性心筋梗塞に伴う急性心不全の分類なので、慢性心不全の代償期や急性増悪時には必ずしも適合しない場合もあります。

＊ 右心系のうっ滞は左心系からの単純な玉突き渋滞だけで発生するものではなく、P.92〜93の説明のように右心系が血管内水分量を増量させて左心系へ送り、その増量分で左心室拡張末期容量を増やして、低下した心拍出量を補おうとするメカニズムと複合してうっ滞していきます。

2) 肺や肺血管の病気などに起因する肺高血圧が原因のタイプ

肺や肺血管の異常が原因で肺高血圧が発生し、それにより右心系に負担がかかる病態があります。慢性閉塞性肺疾患（慢性気管支炎、慢性気管支喘息、肺気腫）や肺血栓塞栓症、肺血管性高血圧症などが代表格です。慢性に経過し、肺高血圧から右心肥大となり右心系のうっ血性循環障害があるものを肺性心といいます。

肺（肺血管を含む）が右心系と左心系の間に立ち塞がるので、右心系から左心系へスムーズに血流が移行できず、肺へ入る手前側の右心系がうっ滞してうまく循環しないことになります。

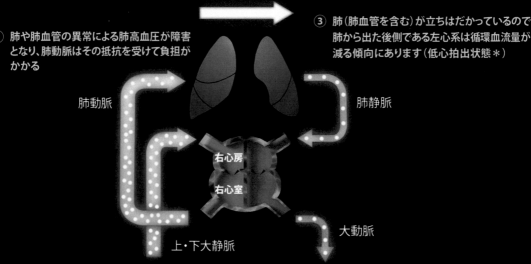

右心系から左心系へ

① 肺や肺血管の異常による肺高血圧が障害となり、肺動脈はその抵抗を受けて負担がかかる

③ 肺（肺血管を含む）が立ちはだかっているので肺から出た後側である左心系は循環血流量が減る傾向にあります（低心拍出状態＊）

肺動脈

肺静脈

右心房

右心室

上・下大静脈

大動脈

② 肺動脈の負担は右心房→右心室→上・下大静脈→末梢静脈へと影響が波及していく

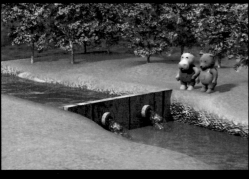

川に堰（せき）を作ると、その上流側では貯水状態（右心系負荷）となり、堰から下流側では流量が少ない状態（低心拍出状態）となります。

＊ 低心拍出（Low output）は、肺（肺血管を含む）の病態の程度、重症度により決定され、必ず全例に出現するわけではありません。左心系の前負荷の減少により発生するものですが、低心拍出は重大な事象なので、人体はなんとかこれを発生させないようにと働きます。慢性的に経過している肺性心では容易には出現しませんが、重症の急性肺血栓塞栓症の場合は比較的よく出現する傾向にあります。

３） 右心室原発の収縮力低下が原因のタイプ

右心室の収縮能力が低下する事態が発生した場合は、右心室から肺動脈へ駆出する血液量が減り、それがそのまま左心系へと移りますので左心系も低心拍出傾向となります。（これも重症度によります）
このタイプは肺や肺血管に原因があって右心負荷となるタイプと比べると、より左心系の低心拍出が出現しやすく、病態はより重症となる傾向にあります。（病態の程度によります）

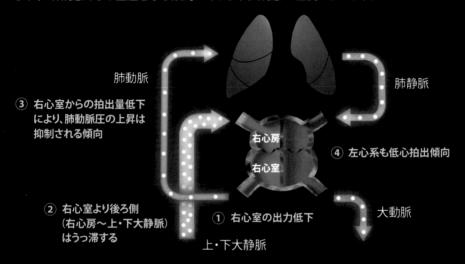

右心室からの出力が低下するので肺動脈圧は上昇を抑えられます。また右心室が前へ（肺動脈へ）血液を送り出してくれないので、後ろ側の 右心房〜上・下大静脈の圧はうっ滞して上昇します。

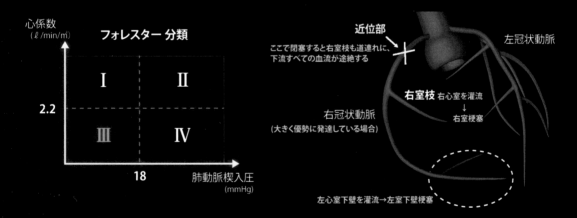

フォレスター分類ではⅢ型となることがあります。循環器領域では急性心筋梗塞の右室梗塞で発症することが稀にあり、他には右室心筋症などがありますがさらに稀です。急性心筋梗塞で右冠状動脈の近位部（根元付近）が閉塞すると、右室枝にも被害が及び、共に血流途絶を起こし、左室下壁梗塞と共に右室梗塞が発生します。それによりこのタイプの右心不全が発生することがあります。右冠状動脈近位部が完全閉塞してもこのタイプの右心不全となることは稀です。右冠状動脈（または左冠状動脈回旋枝）が大きく優勢に発達した血管構築の症例に発生する傾向のものであるからです。これが発生してしまうと治療は難渋することが多いです。＊

＊ 重症右室梗塞を伴う心不全のCCUでの経過はフォレスターⅢ系だけに留まらず、Ⅲ系〜Ⅳ系を行き来する展開となることが多いです。

心不全の検査

■ ■ ■

心不全および心臓病の検査で、一般的によく施行されるものを簡単に説明します。

1） **胸部レントゲン検査**

2） **心電図検査**
　　＊：安静時心電図
　　＊：運動負荷心電図
　　＊：ホルター心電図

3） **心臓超音波検査**

4） **血液検査**

5） **その他**
　　＊：心臓カテーテル検査
　　＊：心筋核医学検査
　　＊：冠動脈 CT 検査
　　＊：胸部 CT 検査
　　＊：心臓 MRI 検査

1）～4）までの検査は比較的簡便で、患者の身体的負担も少ないので病院でも個人医院でもよく施行されます。胸部レントゲンに関しては序盤で簡単にお話しましたので、ここでは2）～4）までの検査について説明します。5）の検査はさらに踏み込んだ検査で通常1）～4）までの検査で異常のあった人に施行される検査です。

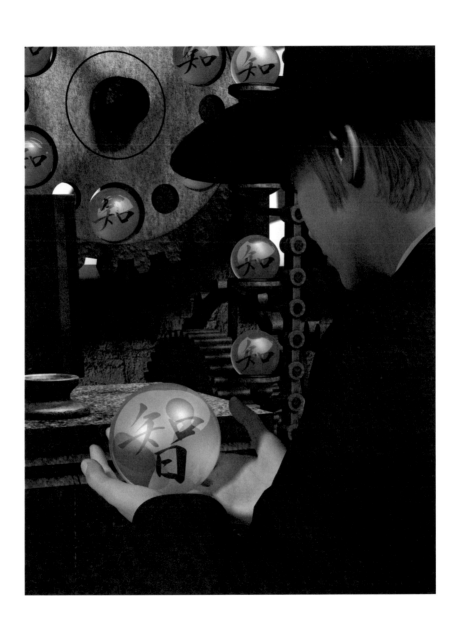

心電図検査

■ ■ ■

心臓の検査をするにあたってまず通常は安静時心電図をとります。

心電図について大切なことは、心臓病ならすべて心電図に何かしらの異常所見が現れるわけではないということです。かなり重度の心臓病でも心電図では目立った異常がないということも多々あります。また逆にたった一枚の心電図が病態を雄弁に物語ってくれる場合もあり、シンプルながら奥の深い検査です。

心電図検査は何種類かあり、安静時心電図、運動負荷心電図、ホルター心電図（24時間心電図）の三つがよく施行されます。

1）　**安静時心電図**

あおむけに寝た状態で10秒ほど心電図を記録します。スクリーニングとして大まかな異常の有る無しを迅速に判断できます。記録時間が短いので、この間に不整脈が出なかったら正常となってしまいます。それゆえ不整脈の検出能は劣ります。

2）　**運動負荷心電図**

運動する前と運動後の心電図変化をみて心臓病が隠れていないかを探し出す検査です。冠状動脈が動脈硬化を起こす労作性狭心症は、安静時心電図では正常で、負荷心電図をしてはじめて判明する場合が多いです。他に不整脈が運動によってどう変化するのかや、心不全の心臓の運動耐容能などもみます。マスター負荷、トレッドミル負荷、エルゴ負荷＊の三種類のどれかがよく行われます。

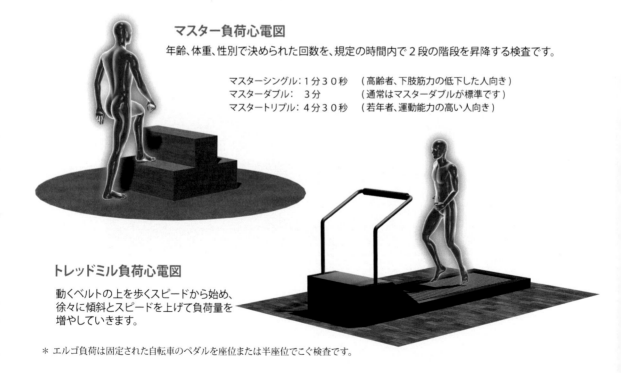

マスター負荷心電図

年齢、体重、性別で決められた回数を、規定の時間内で2段の階段を昇降する検査です。

マスターシングル：1分30秒　　（高齢者、下肢筋力の低下した人向き）
マスターダブル：　3分　　　　（通常はマスターダブルが標準です）
マスタートリプル：4分30秒　　（若年者、運動能力の高い人向き）

トレッドミル負荷心電図

動くベルトの上を歩くスピードから始め、徐々に傾斜とスピードを上げて負荷量を増やしていきます。

＊ エルゴ負荷は固定された自転車のペダルを座位または半座位でこぐ検査です。

3）ホルター心電図（24時間心電図）

10秒ほどの記録時間の安静時心電図ではとりこぼす確率の高い不整脈の検出や狭心症の心電図変化が出ていないかをみる検査です。小さな心電図装置を体に装着して、24時間普段どおりの生活をして、その間の心電図変化をみます。自覚症状記録用紙が検査時に渡されますが、そこに自覚症状の出現と発生時間を書き込み、それと一致して心電図変化があるのかをみます。というのは不整脈があったとしても、それと自覚症状とは何の関連性も無かったという場合があるからです。

心不全では心室性期外収縮や心房細動などの不整脈が発生しやすくなる傾向が出ますが、中でも最も恐ろしいものは心室性致死性不整脈（心室頻拍と心室細動）の発生です。そこで心不全患者は定期的にホルター心電図検査を実施し、不整脈の有無や状態を把握することが大切です。

心室性期外収縮・単発

心室性期外収縮は1日15発程度以下までは健常人でも出現し得るものなので、健常人に単発が出現したからといってすぐに危険視する必要はありませんが、心不全患者では若干話が違ってきます。ホルター心電図検査で1日規模ではどうなのかを速やかに把握する必要があります。出現頻度、出現パターン（労作時に多いか就寝中に多いか）、出現形態（連発がないか）などをチェックしておく必要があります。

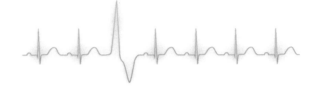

心室性期外収縮・連発

心不全患者に心室性期外収縮の単発があったのでホルター心電図検査をしてみたら、2〜7連発も出現していたという場合がよくあります。これは下図の致死性不整脈への芽があるということなので、この時点で慎重な対応が必要となってきます。

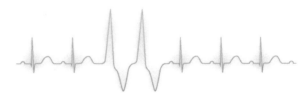

心室頻拍（連発が持続）

心室性期外収縮が3連発以上続くことを心室頻拍といいます。心不全患者で連発が止まらずに持続すると循環動態が破綻して突然死する可能性があります。こうならないために、心不全では心室性期外収縮の単発の段階からよく注意しておく必要があるのです。

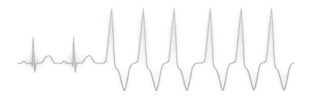

心臓超音波検査

■■■

心臓の精査や心不全の経過観察において、心臓超音波検査（心エコー検査）は必要不可欠な検査です。
被験者の身体的負担も少ないうえに簡便で得られる情報量が多いのです。
では心臓超音波検査で何がわかるのか？　要約すると以下の2点です。

1）心臓の構成要素や構造に異常がないか、心室の動きに異常がないかを判定する。
2）心臓の機能や心臓内部の圧力を数値化して客観的に評価する。

実際の検査内容を簡潔に説明していきます。
まず心臓を構成している各所を観察し、その径や大きさを測定して異常がないかを観察します。

大動脈径→左心房径→左心室心筋の厚み→左心室の収縮期と拡張期のそれぞれの径→左心室心筋の動き
→四つの弁の形態観察→右心室径→右心室壁の動きの観察→右心室心筋の厚み→肺動脈径→下大静脈径
などを測定します

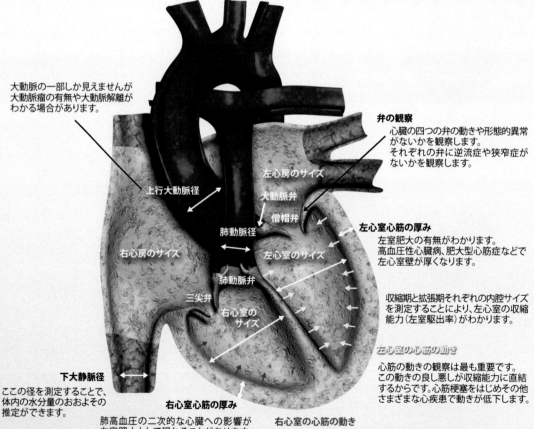

大動脈の一部しか見えませんが
大動脈瘤の有無や大動脈解離が
わかる場合があります。

上行大動脈径

右心房のサイズ

肺動脈径

肺動脈弁

三尖弁

右心室の
サイズ

左心房のサイズ

大動脈弁

僧帽弁

左心室のサイズ

弁の観察
心臓の四つの弁の動きや形態的異常
がないかを観察します。
それぞれの弁に逆流症や狭窄症が
ないかを観察します。

左心室心筋の厚み
左室肥大の有無がわかります。
高血圧性心臓病、肥大型心筋症などで
左心室壁が厚くなります。

収縮期と拡張期それぞれの内腔サイズ
を測定することにより、左心室の収縮
能力（左室駆出率）がわかります。

左心室の心筋の動き
心筋の動きの観察は最も重要です。
この動きの良し悪しが収縮能力に直結
するからです。心筋梗塞をはじめその他
さまざまな心疾患で動きが低下します。

下大静脈径
ここの径を測定することで、
体内の水分量のおおよその
推定ができます。

右心室心筋の厚み
肺高血圧の二次的な心臓への影響が
右室肥大として現れることがあります。
肺性心などの補助的診断に使われます。

右心室の心筋の動き
左心室ほどにはよく動きはとらえにくいですが、
心筋梗塞（右室梗塞）や急性肺動脈血栓塞栓症
などの場合に動きの異常が見られます。

心臓超音波査が他の超音波検査（腹部超音波など）と大きく違う点は、ドプラ機能を使って血流を視覚化し、それに物理の力学的法則をあてはめて、心臓の機能や各所の内圧を数値化して評価できることです。これにより見た目ではわからない病態が見えてきます。

視覚化された血流で心臓の四つの弁に逆流や異常な血流がないかを見る→左心室から大動脈へ出る血流の速さを測定→左心房から左心室へ入る血流パターンを解析→僧帽弁 弁輪部運動の組織ドプラを解析→三尖弁逆流があればその血流の速さを測定→右心室から肺動脈へ出る血流の速さを測定→肺動脈弁逆流があればその血流の速さを測定します。

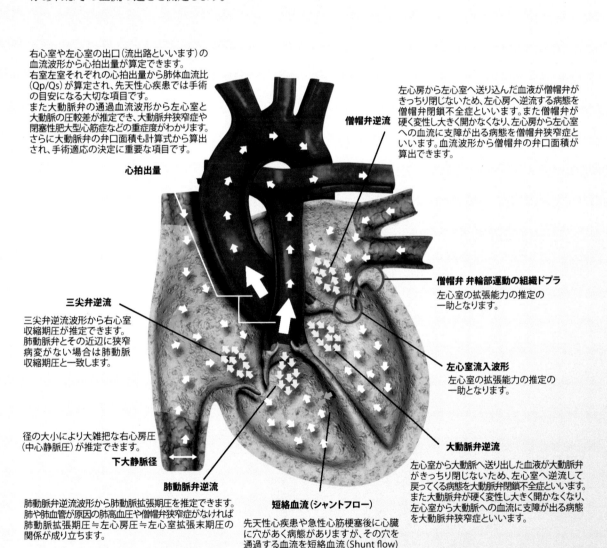

右心室や左心室の出口（流出路といいます）の血流波形から心拍出量が算定できます。
右室左室それぞれの心拍出量から肺体血流比（Qp/Qs）が算定され、先天性心疾患では手術の目安になる大切な項目です。
また大動脈弁の通過血流波形から左心室と大動脈の圧較差が推定でき、大動脈弁狭窄症や閉塞性肥大型心筋症などの重症度がわかります。
さらに大動脈弁の弁口面積も計算式から算出され、手術適応の決定に重要な項目です。

心拍出量

僧帽弁逆流

左心房から左心室へ送り込んだ血液が僧帽弁がきっちり閉じないため、左心房へ逆流する病態を僧帽弁閉鎖不全症といいます。また僧帽弁が硬く変性し大きく開かなくなり、左心房から左心室への血流に支障が出る病態を僧帽弁狭窄症といいます。血流波形から僧帽弁の弁口面積が算出できます。

三尖弁逆流

三尖弁逆流波形から右心室収縮期圧が推定できます。肺動脈弁とその周辺に狭窄病変がない場合は肺動脈収縮期圧と一致します。

僧帽弁 弁輪部運動の組織ドプラ
左心室の拡張能力の推定の一助となります。

左心室流入波形
左心室の拡張能力の推定の一助となります。

大動脈弁逆流

左心室から大動脈へ送り出した血液が大動脈弁がきっちり閉じないため、左心室へ逆流して戻ってくる病態を大動脈弁閉鎖不全症といいます。また大動脈弁が硬く変性し大きく開かなくなり、左心室から大動脈への血流に支障が出る病態を大動脈弁狭窄症といいます。

径の大小により大雑把な右心房圧（中心静脈圧）が推定できます。

下大静脈径

肺動脈弁逆流

肺動脈弁逆流波形から肺動脈拡張期圧を推定できます。肺や肺血管が原因の肺高血圧や僧帽弁狭窄症がなければ肺動脈拡張期圧≒左心房圧≒左心室拡張末期圧の関係が成り立ちます。

短絡血流（シャントフロー）

先天性心疾患や急性心筋梗塞後に心臓に穴があく病態がありますが、その穴を通過する血流を短絡血流（Shunt flow）といいます。心室間の短絡血流の場合はその波形と実測血圧から右心室の収縮期圧が推定できます。

ただ、心臓超音波検査は施行術者の技量の差に結果がかなり左右されるという問題点があります。

血液検査

■ ■ ■

心臓に関係する血液検査項目はいくつかありますが、ここでは最も頻回に活用されるBNPとCPKという項目について解説します。BNPにはNT-proBNPというタイプもあり、こちらを使用している施設も多いのでそれも併記して説明します。

1） BNP（NT-pro BNP）

心不全の診断や慢性心不全の経過観察に絶対かかせない血液検査項目があります。
それはBNP（Brain Natriuretic Peptide）という項目で、日本語に直すと脳利尿ペプチドといいます。これは何を表す指標かというと、心臓にどれだけ負担がかかっているかをみる検査です。よって心不全の状態のように心臓に負担がかかるとBNPの値は上昇します。
基準値は18.4pg/ml 以下です。（NT-proBNPは55pg/ml 以下です）

このBNPの値の解釈で若干難しいのは、基準値よりも高い値であれば即ち心不全ではないということです。そこでBNPの値を4段階に分けて、それぞれの値域で考えられることを説明します。大事なキーポイントはBNPの100pg/mlと200pg/ml （NT-proBNPなら400pg/mlと900pg/ml に相当）です。

1）BNP ≦40 （pg/ml）　　　　NT-proBNP≦125 （pg/ml）
2）40 ＜BNP≦ 100　　　　　125＜NT-proBNP≦400
3）100＜BNP≦ 200　　　　　400＜NT-proBNP≦900
4）200＜BNP　　　　　　　　900＜NT-proBNP

1）**BNP ≦ 40 (pg/ml)**　　NT-proBNP≦125 (pg/ml)
BNPは年齢、体型、運動、体内の水分量（食事量）、採血条件などに影響されます。例えば高齢者、女性、やせ型ではBNPが幾分高くなる場合があるので、基準値を超えてもこの値域なら心不全の可能性は低いと判断されます。また心機能の低下が明らかにわかっている症例（例えばEFが50％未満と収縮力が低下）でも、循環動態が安定していれば（代償性心不全）この値域に入ることもよくあります。

2）**40 ＜BNP ≦ 100**　　125＜NT-proBNP≦400
この値域では、2つのグループに分けて考えます。

1つは心機能が低下していることが既にわかっている慢性心不全の患者が、薬物治療を受けている場合にこの値域ならば、心不全のコントロール状況は概ね良好と判断します。

2つめは過去に心不全や心臓病の既往がなく、初診または初めてBNPを採血検査された際にこの値域であった場合です。心不全なのかどうかと聞かれることが多く、一番の悩みどころの値域です。心不全の有無云々というより、本来のBNPの趣旨である心臓の負担具合をみるという点から、軽度の負担が心臓にかかっている状態と素直に考えるのが妥当です。実際この値域であったため、心臓超音波検査で精査する場合が多くあります。その際、心不全とは言えないけれどまあそれなりという所見があります。僧帽弁がきっちり閉じずごくわずかに逆流する状態は多くの人で見られ、むしろごくわずかな逆流さえない人の方が圧倒的に少ないです（大動脈弁はわずかな逆流さえない人の方が多いです）。この僧帽弁逆流が無症状だけど、軽度から中等度未満ある人が結構存在するのです。＊

＊　軽度〜中等度未満の大動脈弁逆流症でもBNPは上昇し得ますが、頻度的に軽度〜中等度未満の大動脈弁逆流症というのは同程度の僧帽弁逆流症ほどには多くは見られません。

これは本書冒頭の定義で示したように、厳密には心不全とは言えない状態ですが理屈的には心臓に軽度の負担がかかっていると考えても間違いとは言えません。またこの値域で心臓超音波検査でもこれといった異常がない場合も多くあります。その際は、他の病的要因がなければ生理的範囲内（加齢的変化を含む）において上昇していると考えるしかないこともあります。BNPは前述のようにいくつかの要因に左右される場合があり、特に採血前の外的要因は大事です。例えば普段運動不足のやせ型の高齢女性がかなりの距離を歩いたり、長い階段をフーフー言いながら昇って病院に来て採血するとその値は基本要因（この場合、やせ型、高齢、女性）に加えてさらに幾分高くなる可能性があります。つまり日常の生理的な負担でもこの値域なら上がり得るということです。

そして問題なのはこの値域で実際に心機能が低下している場合もよくあることです。心機能が低下して心臓に軽度の負担がかかってはいるが、それは生理的負担で上がり得るものと概ね同程度のものということです。ですので心機能は低下しているが、目立った自覚症状が無いという人が多いです。

結論として、この値域のBNPだけの判断では軽度〜中等度未満の弁逆流などによる心負担で上がっているのか、生理的範囲で上がっているのか、心機能が低下しているからなのかの判別はかなり困難です。ですのでこの場合は心機能が低下している可能性に軸足をおいて対応するのが賢明です。初めから「この値域では生理的範囲でも上昇し得るので心配ないです。」としてしまうと実際に心機能が低下している場合を見逃してしまうからです。＊

3）100＜ BNP ≦ 200　　400＜NT-proBNP≦900

BNPが100 pg/mlをひとつの目安にして、これ以上であれば心不全による心負担を念頭に置いて対処することが必要です。しかし左室肥大や肥大型心筋症のような心筋の厚い人は心不全の状態でもないのにBNPが高くなることがあるので、これもBNP単独だけでは確証は得られません。この値域であれば、心臓超音波検査を含む心臓精査は必ず受けておく必要があります。

4）200＜ BNP　　　　　900＜NT-proBNP

BNPが200 pg/mlを超えるようであれば心臓精査は絶対必要です。値が高ければ高いほど心臓の状態は良くないといえます。1000 pg/mlを超えることも臨床ではよくありますが、これぐらいの値になると大体が入院して治療が必要なレベルです。

2）CPK （基準値：25〜195 IU/ℓ）

CPK (Creatine phosphokinase)は筋肉や脳に多く存在する酵素で、これらの臓器が障害されると血液中の値が上昇します。CPKは三種類から構成されます。CPK-MM (骨格筋に多い)、CPK-BB (脳に多い)、CPK-MB (心臓に多い)の三つの分画から成ります。よってCPKが上昇していても、どの分画が増えているから上昇しているのかを見極めなければなりません。
循環器領域で CPK が上昇する病気の代表格は急性心筋梗塞です。この場合は CPK-MB分画が高くなるので判定できます。CPKの値の高さと心筋に発生する障害の程度は概ね比例します。つまり CPKが高ければ高いほど心筋の障害は強く、そのことは心筋収縮能力の低下に反映し、心不全の重症度へとつながっていきます。例えば急性心筋梗塞で CPKのピーク値が1000 IU/ℓのものと、6000 IU/ℓのものでは障害の程度が全く違います。値が高ければそれだけ多くの心筋が壊死した広範囲梗塞ということであり、収縮能力を現すEFも CPK の値におおよそ反比例して低くなります。

＊　軽度〜中等度未満の弁逆流も広義では心機能低下と言えるので、これもその後悪化していかないかを経過観察する必要もあります。

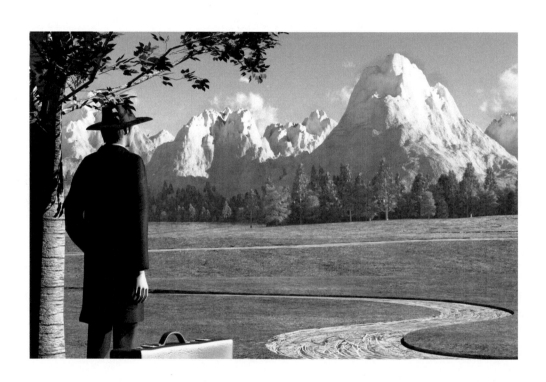

本書総論編を読まれて、心不全の病態を理解する基礎土台はできたでしょうか？

心不全の原因となる疾患は多々あり、それぞれで病態生理が違います。
しかし原因疾患がさまざまあっても、本書で身につけた基礎知識を少し応用することで、
多岐にわたる心不全の病態を理解できるようになるのです。

どう応用するのか？　それを次書では疾患別に解説していきます。

心不全、その理解へと続く道 各論編に続きます。

〈著者紹介〉

本多加津雄

医師、循環器専門医

「専門性の高いジェネラリスト」を理想の医師像とし、専門の循環器領域だけでなく、内科全般、漢方治療を主とした東洋医学、心療内科にわたる領域をカバーして、心臓を中心にしつつも人体をトータルに考えてアプローチすることを基本姿勢とする。

専門分野の心臓では、まず心臓核医学検査からの虚血アプローチを主に担当するところからスタートし、その後は虚血と不整脈を二本柱と定める。恐ろしい虚血に正面から立ち向かうには自分が心臓カテーテル手術の術者であることが必須条件と考え、冠動脈インターベンションを診療の中心に据える。不整脈は国立循環器病センターで心臓カテーテル電気生理検査を研修して、カテーテルアブレーション技術を習得。これも自分が術者であることが大事と考え治療に携わる。心臓超音波検査による病態判断は自ら実施することを基本としている。自分の目で見ることでしか読み取れないニュアンスでの判断がこの検査には必要と考えるからです。

循環器領域だけでも多方面からのアプローチをもって得意の 3D-CG 同様、三次元的俯瞰で緻密な病態判断を目標として今日に至る。主な職歴は以下の通り。

大阪警察病院 心臓センター（医員）
桜橋渡辺病院 循環器内科（医長）
大阪厚生年金病院 循環器内科（医長）
大阪府済生会千里病院 循環器内科（部長）等を歴任。

心不全　その理解へと続く道　総論編　第2版

2018年12月9日　初　版第1刷発行
2021年1月8日　第2版第1刷発行

著　者　本多加津雄

発行所　学術研究出版
　　〒670-0933　兵庫県姫路市平野町62
　　TEL. 079（222）5372　FAX. 079（244）1482
　　https://arpub.jp

印刷所　小野高速印刷株式会社
©Kaduo Honda 2021, Printed in Japan
ISBN978-4-910415-14-7